長生き健康「鍼《はり》」

東洋医学研究所®所長
黒野保三

現代書林

はじめに

人は誰しも健康で長生きしたいと願っているでしょう。そのために人間ドックや集団検診などを受けて、病気の予防や病気の早期発見に努めている人や、病気の予防や健康維持のために鍼灸治療を受けている人、そしてウォーキング・ジョギングや太極拳・気功を行なったり、プール・健康ジム等を利用している人、またはいろいろな健康食品等で健康管理を行なう人が増えてきました。しかし、あやしげな健康器具やまやかしの健康食品などがあとをたたず、社会を賑わしています。

私は、昭和31年1月に鍼灸院を開業して50年余が経過いたしました。その間、鍼灸医学・鍼灸診療の社会的評価を考えますと、必ずしも正しく評価されていないのが現状です。

私と恩師高木健太郎先生（当時、名古屋市立大学長で、私は第二十回日本鍼灸学会学術総会事務局長でした）が実行委員会の中心となり、昭和48年4月28～29日の二日間にわたり、日中国交回復（昭和47年9月29日）後、初めての中国医療団6名を招聘し、名古屋大学豊田講堂で第二十回日本鍼灸学会学術総会時に日中友好鍼灸医学学術交流・鍼麻酔のシンポジウムを開催したのを皮切りに、関西地方・関東地方で約1か月間、中国医療団に鍼麻酔の講演会やシンポジウムを行なっていただきました。

このことにより、日本国内に鍼麻酔や鍼治療のブームが巻き起こりました。しかし、その後35年が経過しましたが、未だ鍼灸医学・鍼灸診療は、国や社会に正しく評価されていないのが現状です。これは誠に残念なことであります。

「医療は社会福祉の一つである」という考え方から言いますと、本来、東洋医学・西洋医学に分ける必要はなく、大切なのは、患者さんのために良い診療を総合的に行なうことであると提言しておきます。黒野式全身調整基本穴を使用した太極療法により、生体の反応系である神経系・内分泌系・免疫系の逸脱現象（種々の体の歪み）などの異常をリセットします。このことにより、生物学的反応の異常によってもたらされる病態を改善すると考えられます。また鍼治療の第一義である未病治すなわち健康管理にも有効であることは古来より実証されていることです。私は、統合的制御機構の活性化に鍼治療法の提供を通じて、東西両医学の「集学的治療」の実現を目指したいと考えております。

そこで、「鍼灸診療は医療の一つである」ということを、一般社会にアピールして、正しい鍼灸診療を認識していただき、それを理解した上で、鍼灸診療を応用し、健康で長生きをしていただくことを願って、開業50年にちなんで本書を執筆いたしました。皆さんのお役に立てば幸いです。

私自身、今後さらに鍼灸診療の真髄に向かって、自然を崇拝し、信仰心を持ち、情意学を学び、患者さんに対し慈悲の心で情熱を傾けて謙虚に鍼灸診療に邁進する所存です。

本書の出版にあたりお世話になった現代書林の平川潔氏と、校正の手伝いをしてくださった石神龍代、山下喜代両氏に感謝いたします。

平成20年1月

黒野保三

●目次

第2章 鍼とツボを科学する

第3章 全身を整える太極療法

第4章

太極療法の効果を実証する

第5章 太極療法の実際

序　章

鍼灸医学の視点から健康を考える

鍼灸医学は私たちの健康に
どう寄与するのか？
そこから考えてみましょう

予防医療の理想と現実

平成13年、政府はわが国の医療政策について「健康日本21」と銘打って改革試案をまとめ、平成14年度の通常国会に提出しました。その中に第一義として盛り込まれていたのが、「健康づくり・疾病《しっぺい》予防」の理念です。

これは、予防医療の視点に立って国民の保健を第一に考えようということであり、医療政策の理念としては大変素晴らしいものだといえます。

しかし、実際には、血液検査・ＣＴ・ＭＲＩ等の検査で異常が見つからなければ、症状を訴えても何もしてくれないというのが病院医療の現実です。そこをあえて強く訴えつづけたなら、「気のせいでしょう。精神安定剤を処方しておくのでそれを服用してみてください」という言葉が返ってくるでしょう。

つまり、予防医療という言葉は単なるキャッチコピーでしかないのです。

そのようなことになってしまうのは、現行の健康保険法が疾病に対する治療を目的としているため、本当に予防医療を実施してしまうと保険診療が成り立たないからです。病院の経営は実質的には国民皆保険制度に支えられているのですから、保険診療にあたらないことに消極的であるのは当然だといえます。

近年になってようやく、高齢者への運動指導や糖尿病・高血圧等の患者への生活指導に保険適用が認定されましたが、依然として「健康づくり・疾病予防」の理念の実現には程遠いと言わざるをえません。

しかもその一方で、平成18年の国民健康保険法の改正によって、一定以上の所得がある70歳以上の高齢者については、それまでの医療費2割負担から3割負担へと引き上げられました。これによって、医療費3割負担の対象は、それまでの約120万人から約200万人まで拡大することになったのです。

また、長期入院している70歳以上の患者の食費・住居費（光熱水費）も保険対象から外れて自費負担となりました。試算では、夫婦で年収250万円程度の人が4人部屋に入院した場合の自己負担額は、それまでの月額約6万4000円から約9万8000円となり、3万4000円も増えることになります。これでは健康保険に入っていても、経済的負担から生活崩壊につながりかねません。

「健康づくり・疾病予防」の理念は決して間違ってはいませんが、結論を言えば、それは病院には頼れないということです。

私たちは、自力、あるいは病院以外の医療機関の助けを借りて健康を保ち、病気にならないように努めるしかありません。特に、これからの時代に高齢者が安心して生活するには、そのような自主的な取り組みが欠かせないでしょう。

鍼灸医学が説く「未病治」とは

「健康づくり・疾病予防」を約2500年前から先取りしていたのが鍼灸医学です。東洋医学の代表とされている鍼灸医学の古典文献には、「上医（最上の医師）は未だ病まざる病を治す、中医（中級の医師）は人を治す、下医（下級の医師）は病を治す」とあり、「未病治（未だ病まざる病を治す）」こそが最高の治療だと説かれています。

「未だ病まざる病」とは病気以前の不調であり、その多くは病院での検査では異常なしとして判断されてしまいます。しかし、予防医療の観点でいえば、その段階で治すことこそが健康と長寿のために最も大切なのです。

病気になってから治すのではなく、病気にならないようにすることがずっと良いという

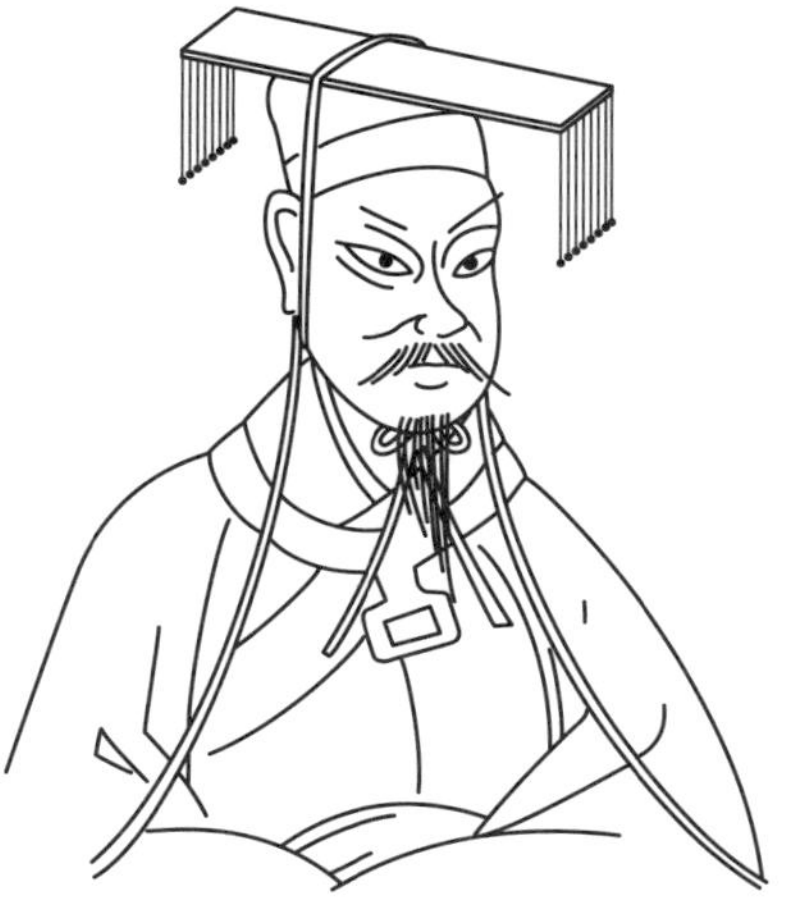

鍼灸医学の普及に努めた「黄帝」（想像図）

ことは誰が考えても分かります。だからこそ、鍼灸医学では、「未病治」を実現する医師は「上医」であると賞賛しているのです。

残念なことに、現行の健康保険制度のあり方は、医師をして「下医」の仕事に向かわせる結果となっているのが現状です。そのため、「上医」による「未病治」を求める人は、鍼灸院など西洋医学の病院以外の医療機関で受診するしか方法がありません。

鍼灸医学の古典文献である『黄帝内経《こうていだいきょう》』には、黄帝という王が民衆の生活・養生の乱れと、病に苦しむ病人たちの姿を憂いて、どうしたら自分が民衆のためになれるかということを考えるくだりがあります。

「余は多くの人民を吾が子とし、疾病に苦しむ者を哀れむ。そこで、余は極めて細い鍼を用いて、その経脈を通じ、その気・血《けつ》を調え、かつ各経穴《けいけつ》（ツボ）を適切良好に運用することによって病気を治すという経穴や区画を設定して、これを後世に伝えんと欲す」

つまり、黄帝は民衆を我が子のようにいとおしみ、彼らが病に苦しまないように鍼灸医学を広く世に伝えたいと願っているのです。

為政者たる者は本来こうあるべきではないでしょうか。黄帝は想像上の王と考えられていますが、古代中国では部族の長や王が医師を兼ねることは珍しくなく、日本でもそれは同様でした。民衆を治めるとは、その健康を治めるということでもあったのです。

健康問題とは切っても切り離せない長寿というテーマについても、鍼灸医学の立場から考えてみましょう。

近年、若々しい姿を保ったまま長生きしようとすることを「アンチエイジング（抗老化）」と呼ぶようになりました。不老不死は人類の見果てぬ夢であり、過去の歴史において数多くの人々がその夢の実現に挑戦してきましたが、アンチエイジングはその現代版だと言えます。

しかし、不老不死の探求の結果分かったのは、「人間は永遠に生きることはできない」

という当たり前の事実です。人の死亡率は１００％。つまり、皆いつか必ず死ぬのです。

とはいえ寿命については個人差があり、長生きする人もいれば短命で終わる人もいます。

そこで、少しでも長生きするために、多くの人々が今、アンチエイジングに取り組んでいるということなのでしょう。

では、どうすれば長寿は達成できるのか。

人の寿命に関して鍼灸医学では、人体の成長は25歳がピークであり、その5倍の１２５歳で天寿を全うすることが寿命の限度と定めています。つまり、養生次第では１２５歳まで生きられる可能性があるということ。これは長生きを願う人にとって心強い教えです。

しかし、長寿もさることながらもっと大切なのは、死ぬまでの間にいかに健康に生きるかということではないでしょうか。

鍼灸医学の説く「未病治」は、健康を維持しながら長寿を楽しく満喫することに貢献します。また、すでに何らかの病気になっていたとしても、鍼灸医学によってその悪化を防いだり治癒へ導いたりすれば、残された人生を健康に楽しく過ごすことができるのです。

死生観については個々人の考え方もありますが、私は健康に１２５歳まで生きて、肉体のエネルギーをすべて使い切ってから枯れるようにスーッとこの世を去るのが理想だと思っています。

鍼灸師は「鍼灸医師」だった

鍼灸医学は東洋医学の一部門ですから、人の健康についての基本的な考え方は鍼灸医学も東洋医学も共通しています。東洋医学には主に三つの部門があると考えると分かりやすいでしょう。

第一に養生。東洋医学では養生を踏まえた生活習慣の整備もまた立派な治療であると考えています。

第二に物理療法（物理的刺激による治療法）としての鍼灸医学。これは体表のツボ（経穴）と呼ばれる箇所に鍼や灸による刺激を与える治療です。

第三に化学療法・薬物療法としての漢方医学。これは、自然界に存在する薬用植物などを活用する治療です。

これらのアプローチはいずれも、人体に本来備わっているバランスを維持しようとする働きを活性化して自然治癒力を高めます。それによって、未病治と長寿、ならびに病気からの回復がなされるのです。

東洋医学は今でこそ、西洋医学の手が届かない部分を補う医療として、代替医療（西洋医学以外の医療を総称する言葉）の一部門として位置づけられていますが、元々、日本では東洋医学を行う者こそが「医師」であり、本来であれば「鍼灸医師」と呼ばれるべき存在です。

そこで私は、それを業とする者は今でも医師としての自覚と責任感を持って治療に当たるべきだと考えています。

ここで、日本における鍼灸医学の歴史を簡単に振り返ってみましょう。

鍼灸医学が日本に持ち込まれたのは、3世紀初頭の神功《じんぐう》皇后による朝鮮半島との交流がその最初であり、5世紀には允恭《いんぎょう》天皇が新羅《しらぎ》から鍼医師の徳来を招いたことで本格的な普及が始まりました。

それからの約1600年間、鍼灸医学をはじめとする東洋医学は日本の医療を一手に担い、日本人の健康と長寿を守ってきました。特に、室町・江戸時代には鍼灸大学で鍼博士の資格を取得した人がたくさん活躍していたのです。このことからも、鍼灸医学は決して民間療法として分類すべきではないということが理解できると思います。

日本の鍼灸医学の歴史

414 年	日本に鍼が渡来。新羅から呼ばれた鍼医師が允恭天皇の治療を行なった。
549 年	灸治療が日本に渡来。
552 年	中国（呉）から、『鍼灸明堂図』などの鍼灸医学の文献がもたらされた。
701 年	大宝律令で日本初の医療制度が定められ、鍼灸医学が国に認められる。
791 年頃	遣隋使がさまざまな鍼灸医学の文献を輸入し、「鍼博士」の職制が定められる。
984 年	鍼博士の丹波康頼が日本最古の医学書『医心方』全 30 巻を著す。
19 世紀	蘭学医のシーボルトらが、日本で学んだ鍼灸をヨーロッパに伝える。
1945 年	終戦後、GHQ が鍼灸施術の禁止令を出したが、石川日出鶴丸博士（京大名誉教授）の尽力によりその禁止令は解かれる。
1948 年	鍼灸師に関する法律が整備され、鍼灸医学は再び医療の一部門を担う存在として認知されるようになる。
1965 年	東京において国際鍼灸学会が開催される。

ところが、その後、江戸末期から明治時代にかけて西洋医学が急速に普及したことで「医師取締法」という法律ができ、医師になるには西洋医学を学んで国家試験に合格しなければならないということになりました。つまり、それまでの鍼灸医師は医師ではないというのです。そこで、今では我々は「鍼灸師（はり師・きゅう師）」と名乗らなければなりません。

しかし、それでも私たちは鍼灸医師という自覚を持ち、また、その自覚を忘れてはならないと思います。法的には医師でないとしても、その双肩にかかる責任の重さは西洋医学の医師と同等かそれ以上であるからです。

鍼灸医学と西洋医学の違い

西洋医学の特徴として、検査数値を最重視するということが挙げられます。確かに、最新テクノロジーを応用した高価な医療検査機器によって早期発見・早期治療が可能になったのは素晴らしいことです。

しかしその一方で、数値にとらわれすぎて、目の前の患者が訴える不調を軽視してしまという問題も起きています。検査数値に異常がなければ手の施しようがなく、精神的な問題として扱われてしまう傾向はその一例です。

よく、「西洋医学は数値を見て、人（患者）を見ない」という言い方がなされますが、医療の原点はやはり人を見るということに尽きるのではないでしょうか。「先生に診て（見て）もらう」という言葉があることからもそれは明らかです。

この「見る」ということ自体が鍼灸医学では診察となっており、「望診」と呼ばれます。つまり、患者の顔色や肌の状態、姿勢や身のこなしなどから体の状態をとらえるのです。この望診が上手な人は「見立てがいい人」と呼ばれます。

また、手当てという言葉があるように、体に手を当ててその状態をとらえることは「切診」と呼ばれます。切診の一つに脈診がありますが、鍼灸医学の脈診は西洋医学のそれと異なり、全身の状態を総合的に探ることを目的としています。

ほかに「聞診」は声のトーンや内臓が動く音、体臭などから体の状態を探ること、「問診」は症状のほか日常の生活習慣などを事細かに問うことを指しており、これら四種の診察法は合わせて「四診」と呼ばれます。

鍼灸治療では四診によって個々人の体質に合った治療計画を定めるため、病名が同じであっても、各人とも異なるオーダーメイドの治療となります。もちろん、同じ患者であっても体の調子は日々刻々と変化していくので、治療のやり方もそれに合わせて変えることになるのです。

西洋医学も古代ギリシアの医聖ヒポクラテスの時代には、そのようなオーダーメイドの治療を行なっていたはずです。しかし、検査技術の進歩と引き替えに「人を診る」という視点が欠けてしまったのでしょう。

「医」という字が成立した経緯を追ってみると、西洋医学が失ったものが何なのかということが見えてきます。

まず初めは「巫」という字です。これは「みこ」と読みますが、人が人に工《たくみ》を与えるということで医師を意味しています。また、昔の医師は単に医療者というだけではなく、天地人の営みに精通した宗教者であり為政者でもありました。

少し後の時代になって「巫」が変化したものが「毉」です。盾のような形で「矢」が囲まれ、その右に人を意味する「殳」、その下に「巫」があるという構造になっています。これは、戦いで傷ついた人々を治療したところから作られた字なのでしょう。

次に「醫」ですが、これは「巫」が「酉」に置き換わっており、「酒」で傷口を洗ったということを意味しています。消毒法の登場です。さらに、「殴」になると「矢」の部分がクローズアップされており、体にメスを入れるような治療法が連想されます。

そして、現在は「医」という字になり、人を意味する「殳」は消えてしまいました。現代の西洋医学は数値を見て、人（患者）を見ないと述べましたが、まさしくその通りの字になっているとは何とも象徴的です。

鍼灸医学は、西洋医学が置き忘れてきた「人」を何よりも大切にし、医療の原点を忠実に守りつづけています。検査機器がない代わりに、鍼灸師の五感で患者をくまなく見ていくのです。もちろん、正確な診察のために膨大な訓練が必要であることは言うまでもありません。

鍼灸医学が説く養生の秘訣

鍼灸医学では、鍼灸治療に併せて生活習慣の改善（養生）を図ることで、健康と長寿が実現するとも説かれています。

日本に現存する最古の医学書である『医心方《いしんぽう》』には、食生活に関連する内容だけで51章にもわたって記載されており、このことからも、昔の人が養生、特に食養生を重要視していたことがうかがえるでしょう。

『医心方』には次のようなことが書かれています。

「黄帝養身経に云う、食は飢え切らぬうちにとれ、衣は寒くならない前につけよ、百疫の生命を脅かし、長寿を脅かすものは多く飲と食とによる」

「小品方に云う、飲食は幼少を養って成長させるものだが、その与え方は甚だ《はなは》難しい。与え方を誤るとかえって逆に遅れたり、失敗したりする。慎重でなければならない」

「養生要集に云う、百病の生命を脅かし、長寿を脅かすものは、多くは飲と食とによる」

これらの警句は現代人にもそのまま当てはまります。近年、「メタボリック症候群」が問題視されていますが、これなども日ごろから食生活を整えていれば問題にはならないはずです。

このように、現代の西洋医学が置き去りにしてしまった大切な要素を現在でも保ちつづけている鍼灸医学ではありますが、西洋医学の基準を満たす客観的な実証がこれまで十分になされてこなかったために、その本来の有用性に見合っただけの社会的認知を得ていないというのが現実です。

そのことを憂いた私は、西洋医学の医師や研究者が納得できるような方法によって鍼灸医学の効果と治癒が起きる原理を検証し、一般の方にも理解できる形での説明を40年以上の間、試みてきました。

本書では過去の研究成果をさらにかみ砕いて説明したつもりです。この本が皆さんの鍼灸医学への正しい理解の一助になったなら、それに勝る喜びはありません。

第 1 章

鍼灸医学の考え方に触れる

この章では、鍼灸医学の
伝統的な考え方を
現代的な視点から
とらえなおしていきます

1 鍼灸医学と西洋医学の考え方の違い

◆鍼灸医学は総合循環主義医学

太古の医学は、世界中どこを見渡してみても大きな違いはなかったと考えられます。体に痛い場所があれば本能的にさすったり押したりし、傷ができて血が出たら、なめるなどしてきれいにしていたはずです。本来、そのような原始的な医療行為には東西の区別はありません。

しかし、時の経過とともに、西洋では科学的な考え方に沿って医学が発展し、一方の東洋では東洋哲学・自然思想に沿って医学が発展してきました。

西洋の近代医学は、物質が原子・分子からできているという自然科学の考え方を背景に、客観的に裏付けを取ることのできる科学的な事実を基にして発展してきました。つまり、人体を分解するようにして、個々の臓器や器官の働きを研究してきたのです。そのため、症状や病気の原因を取り除くという治療のアプローチが特徴的です。

一方、東洋で発展してきた鍼灸医学は、東洋哲学ならびに東洋の自然思想の基本的な考

鍼灸医学と西洋医学の違い

	鍼灸医学	西洋医学
基本的な考え方	「陰陽」「虚実」「気血」「五行」などの考え方を基礎に、心身の働きを捉える。	人体を原子・分子の集合体と捉え、個々の臓器や器官の働きを研究。
主な検査法	四診（望診、切診（脈診）、聞診、問診）	医療機器による数値を最重要視。
治療の目的	全身のバランスを回復させ、全体的な生命力を高める。	個々の病気の原因を突きとめ、症状を改善させる。
主な治療法	鍼と灸	手術、薬など

え方である「陰陽」「虚実」という考え方や、天地自然の運行を基にして組み立てられた「五行」という考え方がベースとなっています。

そして、それらの考え方を通して心身の働きをとらえ、複雑に入り組んでいる人体の制御系（体の各部位の働きを適切にコントロールする仕組み）や調整機能を再生し活性化することを目指します。そのようにして生命の働きを最大限に維持していくのです。

陰陽・虚実・五行のバランスのほか、「気血」というものの循環を重視するため、これを総合循環主義医学と呼んでもいいでしょう。個々の病気の原因を追求する西洋医学とは異なり、全身のバランスを回復させ、循環を促し、生命力を高めることで病気を治癒へと導いていきます。

◆西洋医学との類似点

日本では明治期に西洋医学が普及して以降、哲学・思想を背景にした鍼灸医学は迷信的なものとして誤解されてきました。しかし、自然現象の観察から見いだされた天地の理《ことわり》が東洋哲学・東洋の自然思想の根源にあることを考えると、それが自然の一部である人間の健康と関係してくることは、むしろ当たり前のことのように思われます。

事実、現代の科学は、あらゆる自然現象が物質・情報・エネルギーを制御する仕組みによって営まれていること、そして、生き物の体内でも同じような仕組みが働いていることを明らかにしています。その仕組みに狂いが生じたとき病気が発生するのです。

人体では全身を制御する仕組みのほか、各臓器や各器官にもそれぞれ制御の仕組みがあり、さらには遺伝子や細胞に至るまで2の10兆乗（2を10兆回かけた数）ともいわれる多様な制御の仕組みが存在します。

それがプラスに働いている場合は生理的、つまり、本来の体の働きをしている状態が健康であり、マイナスに働いている場合は病気になります。

マイナスに働いてしまう大きな原因として環境の変化が挙げられるでしょう。気温や湿度の変化、あるいは、食べ過ぎや働き過ぎの場合に、その負担が一定の範囲内であれば体内の制御の仕組みが刺激に応答するように体の働きを調整することができます。

しかし、その範囲を超えたときにはストレスとなり、制御の仕組みそのものをマイナスに働かせてしまうのです。そのように制御の仕組みがマイナスに働くことが続けば重い病気になることもあるし、最悪の場合は死に至ることもあるでしょう。これは、生化学・分子病態学という西洋医学の一分野で近年明らかにされてきたことです。

一方、鍼灸医学では、陰陽・虚実・気血等がバランスよく働いていると生理的な状態であり、逆にアンバランスだと病気になると考えます。これらの要素は互いに関連しあって、「気」と呼ばれる制御の仕組みの下で心身の健康を保っています。鍼灸治療では、この制御の仕組みに働きかけ、それがマイナスに傾き過ぎないようにし、同時に、免疫力や再生・修復の働きの活性化を目的として治療方法が組み立てられているのです。

このように、鍼灸医学の考え方と西洋医学の考え方との間には類似点も決して少なくはありません。しかし、鍼灸医学を学問として西洋医学と同じステージで語るには、従来の東洋哲学・東洋の自然思想による説明ではどうしても限界があります。

そこで、鍼灸医学の理論を自然科学の基準を満たした研究結果にもとづいて大系化し、鍼灸治療の有効性については、実証医学（事実にもとづいて証明される医学）的な研究基準を満たした結果によって判定するべきだと私は考えます。

2 東洋哲学と鍼灸医学の関係

◆東洋の自然思想と東洋哲学の特徴

太古、私たち人類は大自然の恵みに喜びと感謝を感じると同時に、自然災害への恐れから、太陽や月、火や水や草木へ祈りをささげる宗教的な祭祀を行いはじめました。自然を恐れ、大自然の中に生かされている一個の人間として謙虚になる——これが宗教思想の起源だといってもいいでしょう。

古代の中国では宗教的な祭祀を行なう者を「巫」と言い、病人を祈りによって治療する医者として、さらには民衆の長としても尊ばれていました。中国の古代の皇帝は王であると同時に巫であったと言われています。

また、自然と共に生きるという視点から、動植物の中に自然の偉大な力を見いだす思想も発展してきました。

例えば、空を飛んで遠くまで行ける鳥は、遠いところからいろいろな情報を運んでくると考えられて、天の使い、知識や知恵の神とされるようになり、古代の伝説的な名医は鳥の化身として「扁鵲《へんじゃく》」（鵲《かささぎ》は鳥の名称）と名付けられました。一方、土の中や水の中で生活できる蛇は土や水の神の使いと考えられ、その蛇が空を飛ぶ姿として龍が想像されて、強さを象徴する武人の王としてあがめられたのです。

このような東洋の自然思想と東洋哲学は、西洋の自然科学のように自然万物を単なる客観的な実体としてとらえる考え方とは全く異なった思想として発展してきました。

◆政治哲学からの影響について

鍼灸医学は東洋の自然思想と東洋哲学、ならびに、経験医学の集大成だといえます。その精髄とされているのが、2200年以上前に成立した鍼灸医学の古典『黄帝内経』です。しかし、実際のところ、この文献には政治・宗教思想とそれによって得られた社会現象も大いに取り入れられています。

『黄帝内経』は同時代に成立した『淮南子《えなんじ》』という哲学書の影響下に書かれたという説も

ありますが、さらに古い時代の政治哲学の影響も受けていると思われる箇所も少なくありません。つまり、鍼灸医学の考え方には、古代中国の社会の仕組みや文化など医学とは本来無関係な要素も色濃く反映されているのです。

そのため、鍼灸医学の古典文献を詳細に見ていくと、かなりの部分でこじつけや矛盾点が見受けられます。しかし、ひとたび大系化されると、その思想は絶対的なものとして受け継がれ、その後は根本的な修正が加えられずに現在に至ってしまったのです。

『黄帝内経』などの古典医学書を編さんした人々が、それらの文献に先立つ政治哲学をも含む中国古典文化の考え方を医学へ転用して疑わなかった理由の一つには、中国文化の担い手が「士大夫《しだいふ》」と呼ばれる政治家・官吏（役人）であり、かつ中国では官僚による支配が古くから確立していたことが挙げられるでしょう。

さらに、中国では医療を行なう者はすべて王または王の配下であったことも関係してきます。『黄帝内経』のうち『素問』と呼ばれる箇所は、黄帝という王と岐伯《ぎはく》という学者との対話という形で進んでいきますが、これは当時の中国で政治と医学が密接していたことを示すものです。

このような鍼灸医学の成り立ちを踏まえると、今後、この歴史ある医学を正しく発展さ

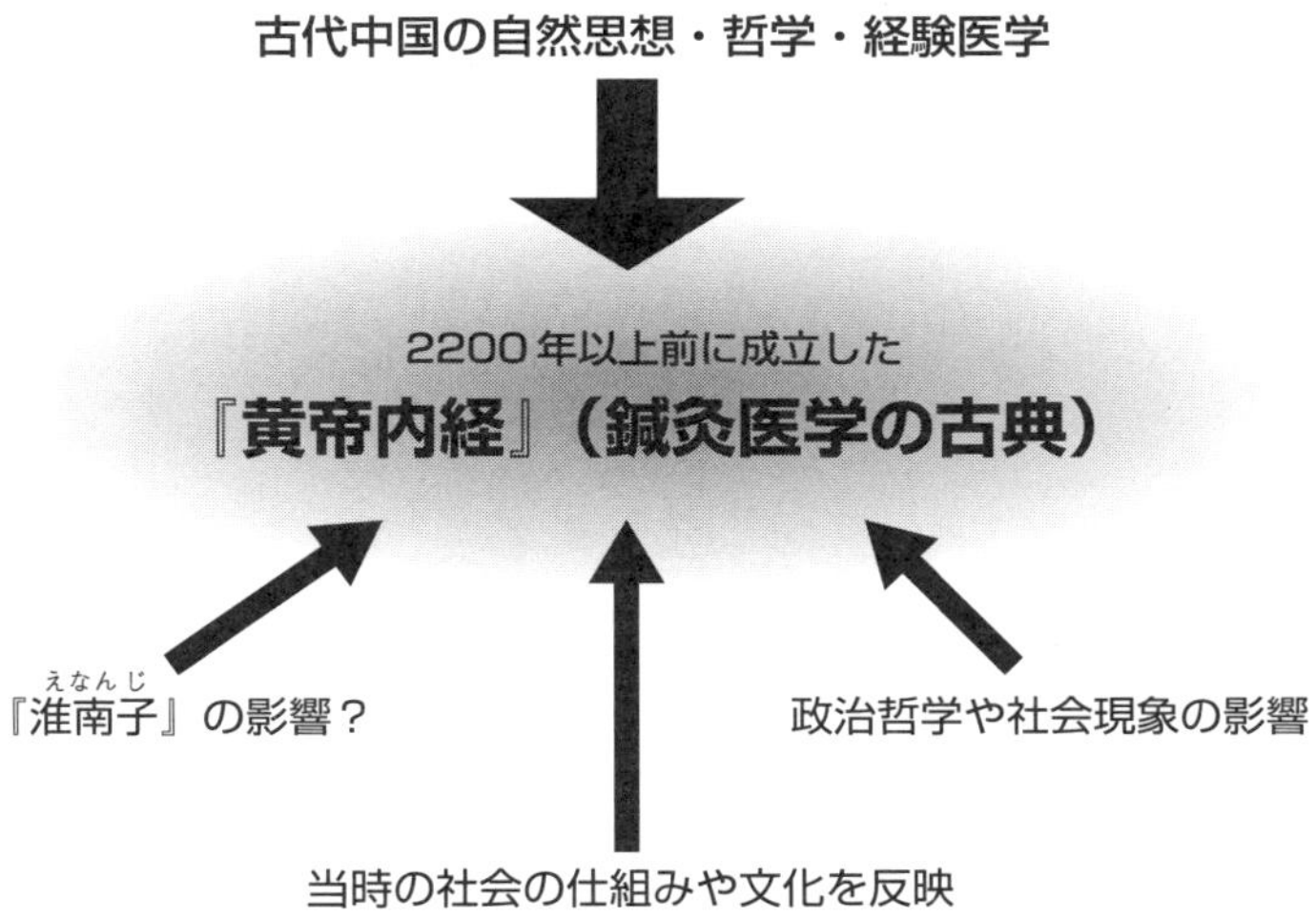
古代中国の自然思想・哲学・経験医学
2200年以上前に成立した
『黄帝内経』（鍼灸医学の古典）
『淮南子《えなんじ》』の影響？
政治哲学や社会現象の影響
当時の社会の仕組みや文化を反映

せるには、自然科学の基準を満たすように古典文献を整理整頓して、新しい鍼灸医学を確立することが急務であると理解できます。私が約40年間に渡って西洋医学の研究者と取り組んできた研究もまた、その方向に沿ったものです。ただし、それは一部の者による研究で成し遂げられるものではなく、各方面の研究者がさまざまな方向から精力的に研究を積み重ねていかなければなりません。

本書では、未完成ではありますが、できる限り自然科学の基準を満たす形で鍼灸医学を紹介しており、鍼灸医学に初めて触れる方はもちろん、新しい視野に立って鍼灸治療を行なう人にとっての良き入門書となることを願っています。

3 陰陽とは何か

◆人体の各部位にも陰陽がある

陰陽説とは、古代の人々が生活していく上で考え出した一つの発想です。

昼間は太陽の光がさんさんと降り注いで温かい。一方、夜間は月（太陰）が夜空に輝きますが気温はグッと下がる。こういった対極的な働きを通して天地自然をとらえることが陰陽説の根本にあります。

この陰陽説では、自然の中に存在するすべてのものは、対立する陰と陽、正と負といった二つの要素が一対となって働くと考えるため、思想としては「二元一元論」あるいは「二極一対論」として理解されています。身近な例で言えば、引かれ合う男女二人が一組の夫婦となるようなものです。

ほかに陰陽の例を挙げると、夏（陽）と冬（陰）、日なた（陽）と日陰、表（陽）と裏（陰）などがあります。あるいは現代の科学でいうプラスとマイナスを陰陽としてとらえてもいいでしょう。さらに、陽の中にも陰陽があり、陰の中にも陰陽があるといったように、複雑に陰陽が入り組んでいるケースについても定義されています。

つまり、自然にも人体にも、そのすべてに陰陽が存在していると考えているのです。鍼灸医学はそのような二極一対をベースとして、そこから「陰陽」「虚実」「気血」といった対立する要素によって体の働きや病気のメカニズムを観察し、診療の方針として陰陽のバランスを整えることに主眼を置いています。

実際の診療に際して、鍼灸医学の陰陽説では人体のさまざまな箇所や働きを陰陽に分類します。たとえば、体の左側が陽で右側が陰、上が陽で下が陰、背部が陽で腹部が陰、外側が陽で内側が陰、体表部が陽で体内部が陰というように区別しているわけです。

さらに、臓（肝臓や腎臓など中身の詰まった臓器）は陰、腑（胃や大腸など中空の臓器）は陽とされ、気の通り道とされる経絡《けいらく》についても陰の経絡（陰経）と陽の経絡（陽経）に大別されます。

人体の陰陽はバランスが取れている状態が本来の健康な状態であり、「陽有余・陰不足」（陽が余り・陰が不足）、あるいは「陰有余・陽不足」（陰が余り・陽が不足）というアンバランスな状態は病気を招くとされています。このように、人体の働きをすべて二元一元論・二極一対論で説明するのが鍼灸医学における陰陽論の特徴なのです。

陰陽の分類

陽	自然現象	太陽、夏、日なた、昼、熱、天など
	人体	体の左側、体の上、背部、体の外側、体表部、腑（胃や大腸など中空の臓器）など
陰	自然現象	月、冬、日陰、夜、寒、地など
	人体	体の右側、体の下、腹部、体の内側、臓（肝臓や腎臓など中身の詰まった臓器）など

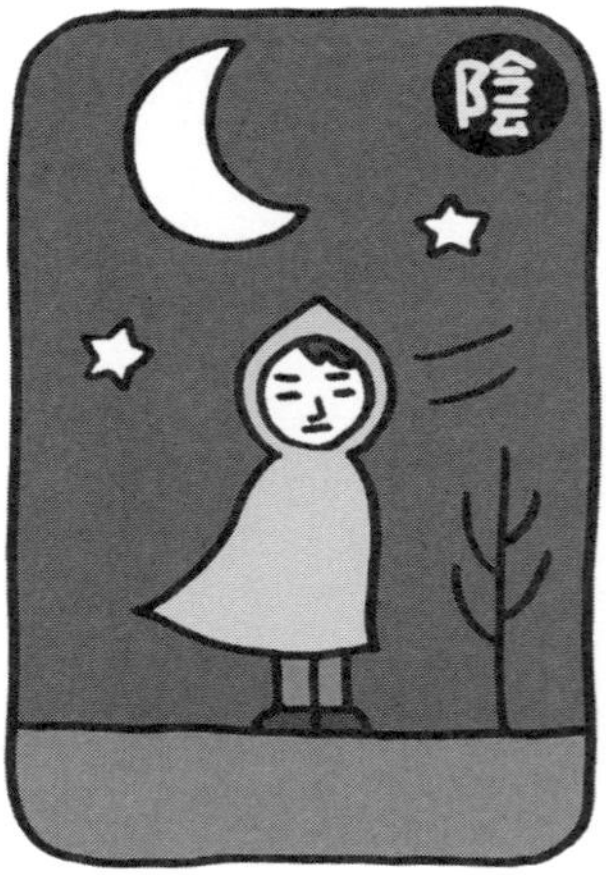

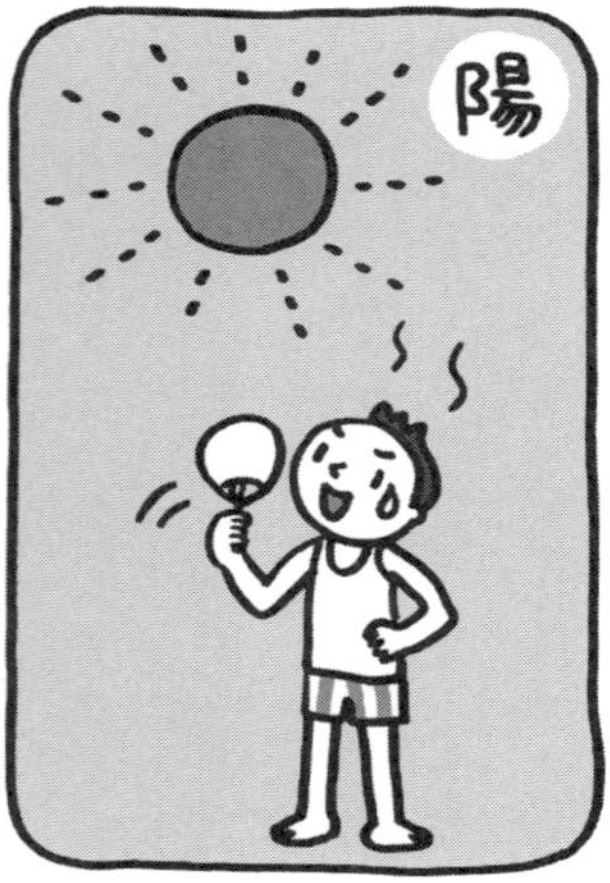

◆陰陽説の歴史

東洋の自然思想における陰陽説では、動的・積極的な性質が「陽」で、静的・消極的な性質が「陰」とされており、古代（紀元前1500年ごろ）にインドで成立したウパニシャッド哲学の中にある能動と受動についての考え方がそのルーツだと言われています。

その後、中国で確立した陰陽説は古代から現代に至るまで強固に定着してきました。『黄帝内経』の『素問 陰陽応象大論』には、「地気は上って雲となり、天気は下って雨となる。雨は地気より出て、雲は天気より出ず」という一文があります。これは、陰陽の対立と統一によって天地自然の営みがなされていることを示すもので、『黄帝内経』以前の古典文献にも類似の文を数多く見つけることができます。

中国において陰陽論は時の流れに風化することなく連綿と受け継がれ、合理的な批判精神で知られる後漢時代（1世紀ごろ）の思想家・王充《おうじゅう》でさえ「人が天地の間に生ずるのは……陰陽の気が凝りて人となる」と『論衡《ろんこう》』という大著の中で述べています。

このように、陰陽論は古代から現在までまったく疑われることなく、修正も加えられずに伝承されてきたのです。

4 虚実とは何か

◆陰陽との関係

虚実というのも陰陽と同じように、二元一元論・二極一対論の考え方から派生したものです。広い意味では陰陽に似た考え方ですが、厳密に言うと異なる考え方だといえます。陰陽が二つの対極的な性質を表すとすれば、虚実はその分量を表しているのです。そのため、陰陽と組み合わせることで体の状態を立体的に表現することが可能です。

陰陽と虚実の組み合わせには、「陰虚」（陰が少ない）、「陰実」（陰が多い）、「陽虚」（陽が少ない）、「陽実」（陽が多い）と四種類があり、さらにそれらを組み合わせて、「陰虚・陽実」「陰実・陽虚」といった表現がなされます。

次ページの図を見てください。陰も陽も少なければ全体的に虚証になっていて、陰も陽も多ければ全体的に実証になっているということが分かります。さらに、陰が少なくて陽が多ければ陰虚・陽実となります。なお、ここでいう虚証とは虚と診断される状態、実証とは実と診断される状態のことです。

陰陽・虚実の考え方

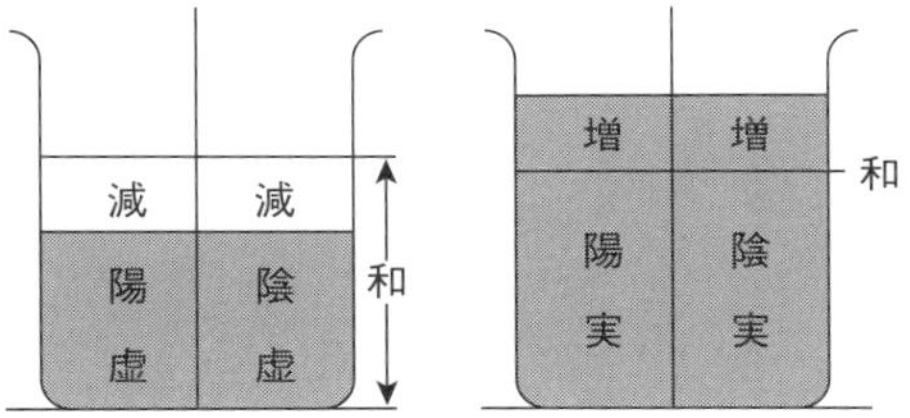

虚実は全身の状態をとらえるばかりでなく、臓腑やそれに対応した経絡の相関関係を説明するのにも用いられます。たとえば、「肝虚肺実」であれば肝の働きが低下している一方で肺の働きが過剰であることを示しているのです。同じように、ツボ（経穴）にも虚実の違いがあったり、脈診や腹診において虚実を判断したりします。

つまり、虚実とは鍼灸医学において人体の状態を把握する上で欠かすことのできない相対的な尺度なのです。

◆体質タイプの見極めが必要

ここで、虚実という考え方の現代的な意義について考えてみたいと思います。

西洋医学の診療では最新の設備によってさまざまな検査を行ないますが、検査数値が正常かそうでないかは一定の基準値を基に判断しています。しかし、それで本当にいいのでしょうか。個々人の体質については考慮しなくてもいいのでしょうか。

鍼灸医学では、先祖代々がっちりした体形で本人もそうである場合に、その人を「実証タイプ」と呼び、その逆に、先祖代々やせているような人を「虚証タイプ」と呼んでいます。つまり、その人の根本的な体質があると考えているのです。

この考え方を西洋医学の検査に取り入れるとどうなるでしょうか。

たとえば、最高血圧が150㎜Hg、最低血圧が90㎜Hgの人は軽度の高血圧と診断されるのが普通ですが、もしその人が実証タイプであれば、鍼灸医学の考え方では、血圧は正常の範囲内にあるということになります。なぜなら、実証タイプの人は生まれながらの体質として血圧が高めだからです。

ところが、西洋医学ではそういった体質の違いを考慮することなく、老若男女すべての人に同じ基準を当てはめようとする傾向があります。そのため、生まれながらに血圧が高めである実証タイプの人にも降圧剤を処方することになり、かえって体調をおかしくさせてしまうのです。

そこで私は病院の中に総合内科という部門を作り、そこに鍼灸師を常駐させるということを提案しています。

新患の方は受付を済ませたらまずそこへ来て体質のタイプを診断し、鍼灸治療が必要なら鍼を行ないます。それだけで良くなってしまえば高額な医療費がかからないので、広い視野で見れば、国民医療費の増大といった医療行政上の問題まで軽減されるはずです。

鍼灸治療だけでは対処できない場合、消化器内科へ送るとか、循環器内科、あるいは各専門科へ送るといった選択がなされますが、そのときに鍼灸師と医師が共同して治療方法を検討することで、患者個々の体質に合ったより良い治療を行なうことができます。

私見では、西洋医学で用いられる薬の90%は毒といってもいいほどの副作用を持っています。一方、鍼灸治療で副作用が出る可能性はわずか5%ほどです。だからこそ、まずは鍼灸治療で対処して、その後に西洋医学の治療を検討すべきなのです。

すでに、ある大学病院では私のこの考え方に沿って鍼灸師と医師によるチーム医療が検討されています。それが現実のものになる日が待ち遠しいところです。

臨床標榜診療表記（案）

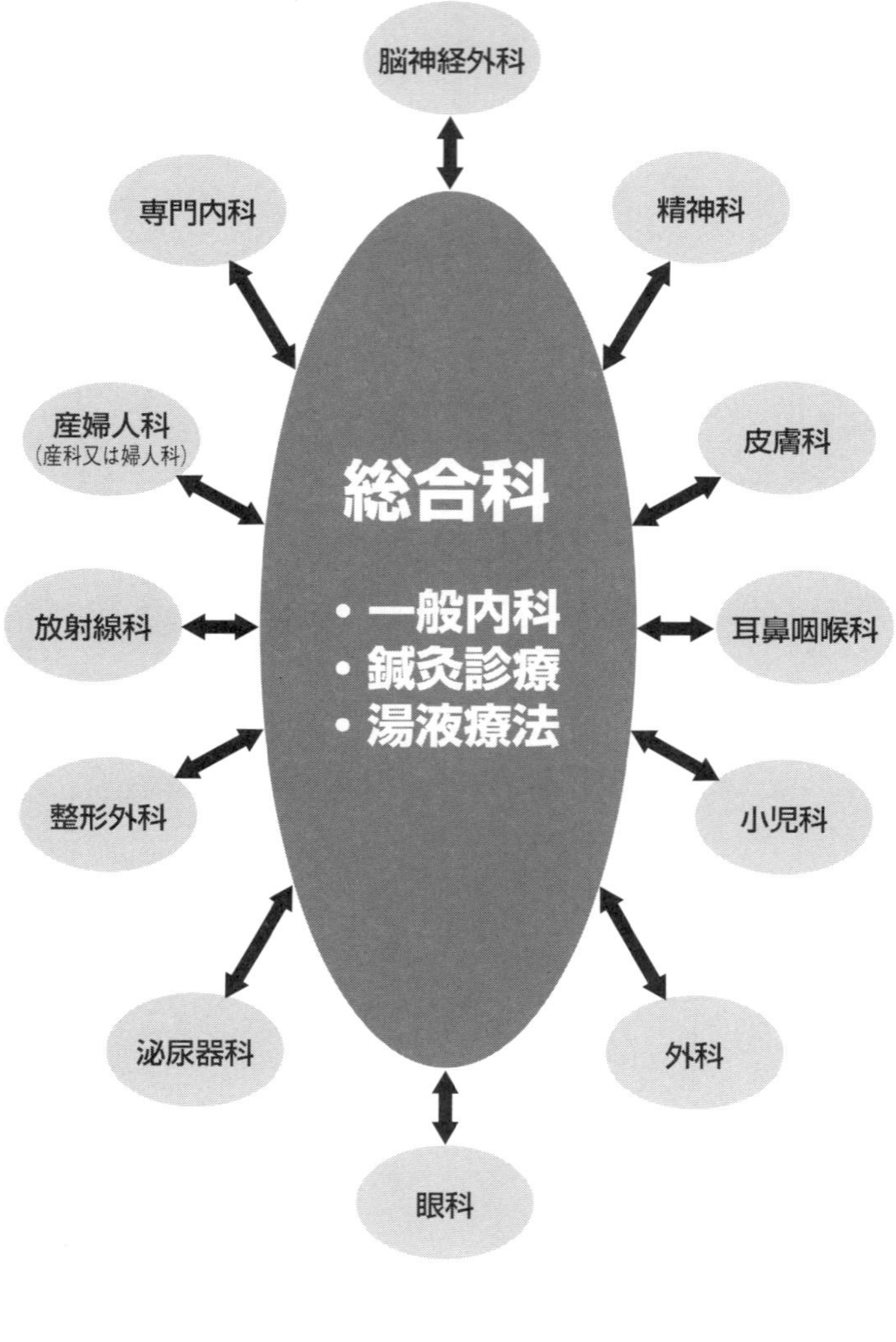
脳神経外科
専門内科
精神科
産婦人科
（産科又は婦人科）
皮膚科
総合科
・一般内科
・鍼灸診療
・湯液療法
放射線科
耳鼻咽喉科
整形外科
小児科
泌尿器科
外科
眼科

5 気血とは何か

◆気は生命現象の根源

気と血《けつ》は一対のものとしてとらえられ、特に鍼灸医学では気についての考え方が重要な位置を占めています。気とは、自然と人間、あらゆる動植物を含めたすべての存在と、それに伴う働きの根源であるとされ、万物の生成・変化・消滅を気が営んでいると考えられました。

東洋哲学において気は重要な概念（考え方）であり、中国の戦国時代（紀元前4世紀ごろ）の思想家・荘子も、「人の生まるるや気のあつまるなり。あつまれば則ち生となり、散づれば則ち死す」と気が生命現象の根源であることを説いています。

一方、鍼灸医学では、受精と同時に生命の根源としての「先天の気」（生まれながらの気）を受け、やがて母胎内で「後天の気」（食べ物などからの気）を生じると説いています。先天の気と後天の気は相互に働いて胎児を成長させ、出生後は、呼吸・循環・消化・排出・新陳代謝・免疫・そのほかの生命システムの調整の仕組みなどが気血によって営まれるのです。

そのように、気と血は相互に協調し合い一体となって人体の生命現象の根幹をなしています。血は生命の営みに直接的に働き、気は間接的にそれをコントロールするといってもいいでしょう。

日本人なら、「病は気から」「気を病む」といった慣用句の中に気の何たるかを直観できるかもしれません。健康な心身は気血のバランスが取れており、その運行が内外の邪（邪気）によって侵されると人は病気になるのです。

なお、ここでいう血とは西洋医学の血液と同じものです。ただし、鍼灸医学は食べ物から血が作られると説き、食習慣と血液の質との関連を重視しています。

また、血液循環が心臓だけでなく、肝・肺・腎などの内臓の機能と関連しているという鍼灸医学の視点も特徴的です。これは西洋医学と違うことを言っているのではなく、異なる角度から人体をとらえていると考えてください。

気血は精神活動にも深く関係しており、「神（精神）は気血の性となす」と言われます。そのため、気血が充実していれば意識は明晰で精神活動も充実していますが、不足すると精神の病気が現れることになります。

◆気の西洋医学的な解釈

すべての自然現象は、物質・情報・エネルギーがうまくコントロールされた状態に基礎を置いていると現代の科学が明らかにしています。そして、人間を含むあらゆる生命には、外界の環境の変化に応じて恒常性（生体の状態を一定に保つ働き）を維持する機能や、生体防御（生体の内外の細菌や環境から生体を守ろうとする働き）の仕組みが備わっており、これを総称して私は「統合的制御機構」と呼んでいます。

このようなコントロール（制御）の仕組みと、そこから生じる活性エネルギーを、鍼灸医学でいう「気」と考えてもいいでしょう。

東洋哲学では、気を「自然の気（四季の気・気象の気・環境の気）」、「人の気（先天の気・後天の気・精神の気）」、「原理としての気」というように分類しており、そこから発展した鍼灸医学では、人体における所在や働きの違いによって気を「元気」「宗気」「営気」「衛気」と分類しています。

まず、元気は「原気」「真気」ともいわれ、先天の気が変化したものであり、生命活動の原動力です。次に、宗気は肺の働きと関係し、営気は消化器から吸収された食べ物の栄

人体の気

元　気	「原気」「真気」ともいわれる。先天の気が変化したもので，生命活動の原動力。
宗　気	肺の働きと関係している。酸素であると考えられる。
営　気	気となって血とともに血管を流れている栄養素。
衛　気	全身に分布し、外界から身を守る。 免疫系と考えられる。

養分が気となって血と一緒に血管を流れているとされています。そして、最後の衛気は全身にくまなく分布して外界の影響から体を守っているのです。

これを西洋医学的に解釈すると、統合的制御機構の営みにかかわるエネルギーが「元気」であり、外界から取り入れる酸素が「宗気」、それから、小腸から血液へ吸収された栄養素が「営気」、そして、免疫系など人体を外部の環境から守る働きを「衛気」として考えることができるでしょう。

6 五行とは何か

◆五行は自然の循環を表す

陰陽が二つに分かれる以前の状態を「太極」といいます。中国思想の考え方では、太極から陰陽が生じ、さらにその陰陽から自然界を形作る「五行」、つまり、「木《もく》」「火《か》」「土《ど》」「金《きん》」「水《すい》」が生じるとされ、その仕組みは陰陽説と合わせて「陰陽五行論」として解説されています。

それら五行は「木は火を生じ、火は土を生じ、土は金を生じ、金は水を生じ、水は木を生ずる」というように循環しており、これを相生関係といいます。また、木・火・土・金・水の順番において一つ先を抑制すると考え、「木は土を剋し、土は水を剋し、水は火を剋し、火は金を剋し、金は木を剋す」というように邪魔をする関係にもなっています。これが相剋関係です。

陰陽五行説は自然の営みを説明する方便として広く活用され、鍼灸医学においては、内臓や感覚器官、経絡、食物などを五行に振り分けた「五行の色体表」が考案されました。

五行の循環

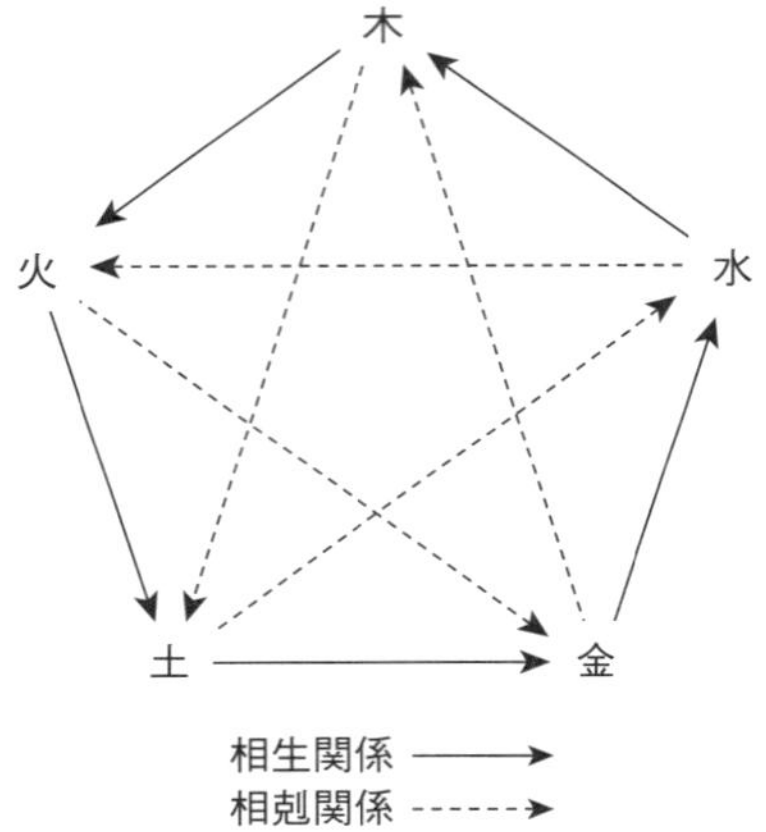

◆鍼灸医学における五行説の問題点

鍼灸医学において一般的にいわれる陰陽五行説は前のページに述べた通りですが、陰陽説と五行説の成り立ちを考えると、この両者は別々のものとして考えるべきではないかと私は考えます。

五行説のルーツは、殷《いん》時代（紀元前17～11世紀ごろ）から周時代（紀元前11～3世紀ごろ）にかけての政治哲学にある「五常」であり、本来は国を治める規範の一つを指したものです。それがやがて民衆の健全な生活の営みの原理として、あるいは身を修め徳を養う法則とされるようになりました。

五常は戦国時代末期（紀元前3世紀ごろ）

五行の色体表（五行の配当表）

五　行	木	火	土	金	水
五　腑	胆	小　腸	胃	大　腸	膀　胱
五　臓	肝	心	脾	肺	腎
五　経	足厥陰	手少陰	足太陰	手太陰	足少陰
五　季	春	夏	土　用	秋	冬
五　方	東	南	中　央	西	北
五　色	青	赤	黄	白	黒
五　香	羶	焦	香	腥	腐
五　味	酸	苦	甘	辛	鹹
五　悪	風	熱	湿	寒	燥
五　志	怒	喜	思	憂	恐
五　液	泣	汗	涎	涕	唾
五　声	呼	言	歌	哭	呻
五　音	角	徴	宮	商	羽
五　役	色	臭	味	声	液
五　竅	目	舌	口	鼻	耳
五　主	筋	脈	肌　肉	皮	骨
五　精	魂	神	意　智	魄	精　志
五　位	震	離	坤	兌	坎
五　穀	麦	黍	稷	稲	豆
五　畜	鶏	羊	牛	馬	豕
五　菜	韮	薤	葵	葱	藿
五　果	李	杏	棗	桃	栗
五兄弟	甲　乙	丙　丁	戊　己	庚　辛	壬　癸
五　労	久　進	久　視	久　坐	久　臥	久　立

に五行として哲学的に解釈されるようになり、先に説明したように鍼灸医学にも取り入れられるようになりました。しかし、それまでにあった陰陽説の上に五行説が覆いかぶさったような形であり、その鍼灸医学への適用には無理なこじつけと思えるようなところも少なくありません。

一面では、五行説によって鍼灸医学の哲学的な思想が高度な学問として発展したともいえますが、その一方で、鍼灸医学が本来持っている二元一元論・二極一対論は五行説の導入であいまいになりました。陰陽、虚実、気血というように対立する一対の要素ですっきりとまとめられていた鍼灸医学の人体観が、五行説によって理解しにくいものとなってしまったのです。

では実際のところ、五行説は鍼灸診療に役立つのでしょうか？

鍼灸診療では前ページで紹介した五行の色体表が診断基準として重要な意義を持っているとされています。そこで、同様に鍼灸診療において重要な検査法である脈診（61ページ参照）による診断結果と照らし合わせるという研究を行なったことがあります。「五味」「五志」「五労」との関係性について調査検討したところ、「五労」との関連性は認められたものの、「五味」「五志」との関連性は認められないという結果になりました。

これだけで五行説を否定することはできませんが、今後、さらに精度の高い研究を行なって五行の色体表の有用性を検討していく必要があることは確かです。

とりあえず、現時点で皆さんに理解していただきたいのは、陰陽説などの二元一元論・二極一対論を現代の科学・西洋医学と照らし合わせて考えることはできても、五行説を同じように照らし合わせることはできないという点です。

この五行説があるために鍼灸医学は、科学的な「医学」として認められてこなかったといっても過言ではありません。

7 内因・外因とは

◆気象・感情の変化が病気を起こす

陰陽、虚実、気血がバランスを保った状態にあり、五臓六腑が本来の働きをしているとき、その人は健康であると考えます。逆に、陰陽、虚実、気血がアンバランスで、五臓六腑が本来の働きを失うと、その人は病気になってしまいます。

そのような不調和を招く要因を鍼灸医学では「病因」といい、それは外界からの邪気

外因と内因

分類	外因	内因
外因・内因	邪は外より入る 表より裏へ入る	臓が先に損傷し、後に腑が損傷する 病は内よりおこる
疾病の性質	多くは有余（実）である	多くは不足（虚）である
治療原則	外を治し、病邪を取り除く	内を整える。すなわち臓腑を調和させ、正気を養う
病因の範囲	風・雨、暑・寒、湿燥	七情、飲食、労倦など

（ストレス）である「外因」と、体内から引き起こされる邪気（ストレス）である「内因」に大別されます。

病気のプロセスとしてまず最初に起こるのが、体表からの邪気（外因）の侵入です。体表から入った邪気は浅いところにある腑、つまり、胃、小腸、大腸、膀胱といった中空の臓器に侵入し、やがて、肺、肝、心、腎といった体の奥にある中身の詰まった臓器を侵します。外因として挙げられているのは、風・雨、寒・暑、湿・燥という六種類の外因病邪（病気の原因となる外因）です。これらはいずれも自然界の気象要素であり、本来は生命を育む要素だといえます。

しかし、暑すぎたり寒すぎたり、あるいは、

七情の発病の特徴

七　情	喜	怒	思	悲　憂	驚　恐
損傷する臓	心	肝	脾	肺	腎

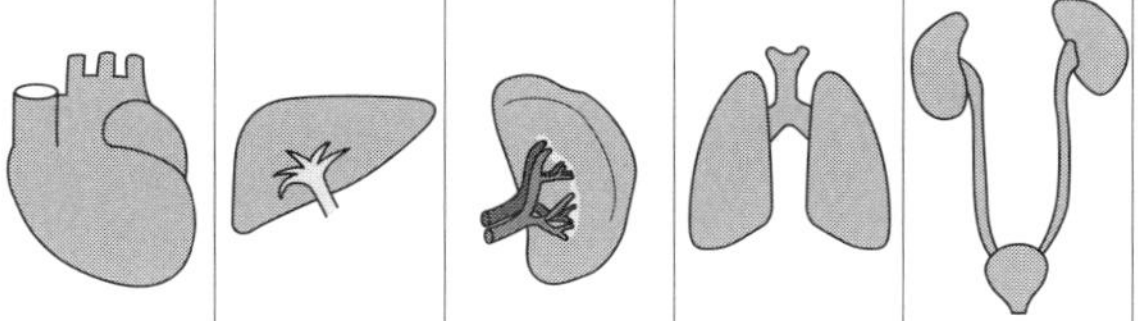

冷夏や暖冬といった異常気象が起きた場合には、人体の適応能力を超えてしまい、これらの外因が病気の原因となってしまうのです。また、異常気象でなくても、人体の抵抗力が落ちているときには外因が発病のきっかけとなりえます。

一方、内因として挙げられているのは、喜・怒・憂・思・悲・恐・驚といった七種類の感情の変動で、これを「七情」と呼んでいます。これらの感情は外界の物事に対する自然な情緒であって、本来なら病気の原因にはなりません。

しかし、強い精神的な刺激や長期間の刺激によって許容範囲を超えてしまうと、気血や臓腑の本来の働きが失われて病気の原因となります。各臓腑が生み出す気はそれぞれ特定の感情の基礎となり、特定の感情が強すぎると対応する臓腑にダメージを与えるというような相関関係が成り立っており、これは「心は喜を主るが、喜びすぎると心を損傷する」というように表現されています。

内因には、飲食・労逸（労働・休息）の過不足も挙げられています。これは現代人には非常に大きな問題だといえるでしょう。

◆内因・外因の西洋医学的解釈

西洋医学では、気象の変化によって発症したり症状が悪化する病気を「気象病」と呼び、リウマチ性疾患、アレルギー性疾患、神経痛などをその代表として挙げています。

一方、季節の移り変わりなど一定の時期に症状が悪化、あるいは多発するような病気を「季節病」と呼び、冬に多いインフルエンザ、夏に多い食中毒（消化器系の感染症）などをその代表として挙げています。

近代の西洋医学では気象が人体に及ぼす影響について過小評価する傾向がありましたが、最近では「人体生気象学」という学問の発展に伴い、気象と健康状態との関係についてさまざまな方向からの研究が進められるようになってきました。これは、鍼灸医学でいう外因についての科学的な研究だといえるでしょう。

内因についても同様です。鍼灸医学でいう七情、つまりさまざまな感情には脳内で分泌される神経伝達物質が関係し、それが性欲、食欲、体温・水分調節などの働きや自律神経、内分泌系を介して、全身の働きに根本から関わっていることが明らかになっています。

なお、飲食・労逸（労働・休息）については、その過不足等が健康を害し、病気の原因となりうることは西洋医学でも広く認められているところです。

8 四診とは何か

◆西洋医学と異なる人体へのアプローチ

鍼灸医学の診察法は「望」「聞」「問」「切」の四種類に大別され、これらをまとめて「四診法」と呼んでいます。

診察のための器具や機器などがなかった時代に生まれた鍼灸医学では、鍼灸師が五感によって病気の兆候を確認し、陰陽・虚実の判定や病邪（病気を引き起こしている邪気）の所在を明らかにし、治療方針を決定してきました。

これを時代遅れと考える人もいるかもしれませんが、西洋医学の検査で見落とされるような異変を鍼灸診療で早期に見つけることがあるのも事実です。ここでは、鍼灸医学と西洋医学とでは人体へのアプローチの仕方が異なるのだと理解してみてください。

まず、「望診」について説明しましょう。望とは望む・見るという意味で顔色や皮膚の色調、目や髪や爪の状態、姿勢や行動の様子などを観察します。また、「舌診」という舌の状態から臓腑の調子を推測する鍼灸医学ならではの診察法もここに含まれます。

次に「聞診」です。これは耳で聞くことによる診察ですが、西洋医学のように聴診器を用いることはなく、直接耳に聞こえる兆候を対象としています。具体的には、声の大小やひびき、呼吸音、体臭や口臭、腹部が鳴ったり胃の中の水がチャプチャプと音を立てる様子などを観察します。

「問診」は西洋医学と同じく患者への質問によって自覚症状を聞き出すものですが、鍼灸医学独自の考え方に基づいているため、質問内容はかなり違ってきます。鍼灸医学では発熱一つをとっても、微熱・大熱・往来寒熱・身熱・潮熱・悪熱・煩熱・湿熱・瘀《お》熱と分類されており、そのうちのどれに当たるのかを判別できるような仕方で患者に質問しなければならないのです。

「切診」は鍼灸師が患者に対して直接手を触れて診察する方法のことで、代表的なものに「脈診」「腹診」「背診」「切経」があります。そのうち脈診は鍼灸医学の診察法の中で最も重要で、人の生命現象の源とされる気血をはじめ、陰陽・虚実の状態を直接認知するための方法です。

一方、腹診は腹部の触診（触れることによる診察）、背診は背中の触診、切経は気の通り道とされる経絡やツボ（経穴）への触診をそれぞれ指しています。

◆脈診の信頼性を科学的に証明

鍼灸医学の脈診は手首内側の親指側の橈骨動脈上の三点を三本の指で押さえるようにして行なわれ、左右で六ヵ所のポイントの脈を感じ分けるため「六部《ろくぶ》定位《じょうい》脈診《みゃくしん》」と呼ばれます。さらに、その基本を大別すると「脈状診」と「脈差診」に分けられます。

脈状診の基本は「六祖脈」と呼ばれる脈の基本タイプを判別することであり、正確な診断には研ぎ澄まされた感覚が要されます。ただし、この六祖脈を計測機器によって客観的に判別することも可能であり、このことは、昭和56・57年の社団法人日本鍼灸学会学術大会において、「脈波の分析と東洋医学との対応」として私が論文発表しています。

脉診の方法

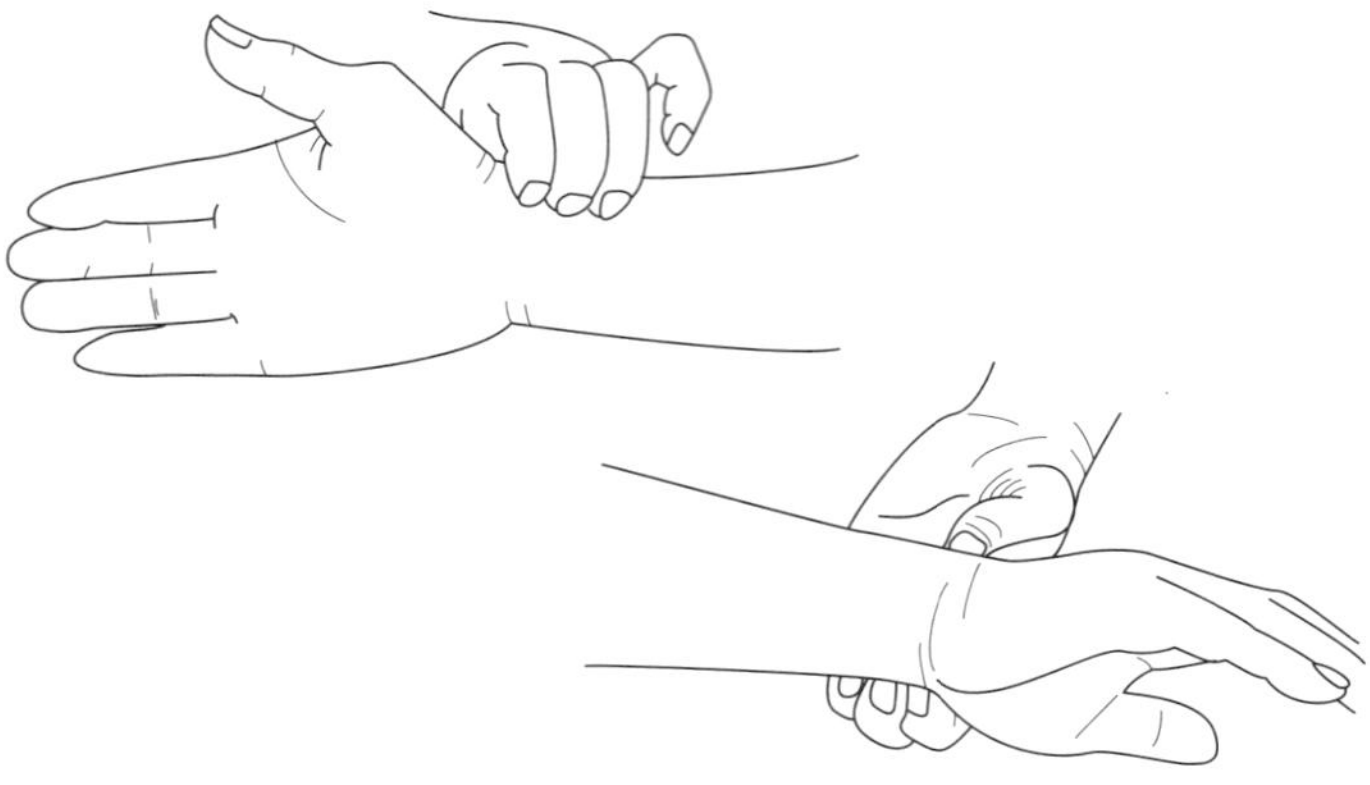

一方、脈差診とは左右の六ヵ所の脈を比較することで、経絡や臓腑の状態を判断するものです。

この診察法については、「手首の脈だけでどうして全身を診断できるのか」という疑問を持つ人も多いのですが、東洋医学研究所®において、被験者七名に対して検者十名が行なった脈差診の結果とAMI（経絡機能測定器・経絡の状態を電気的に計測する機器）の計測結果を照らし合わせたところ、85・7%という高い一致率が見られました。これは脈差診の信頼性を裏付ける結果だといえるでしょう。

六祖脈をコンピュータで解析したグラフ

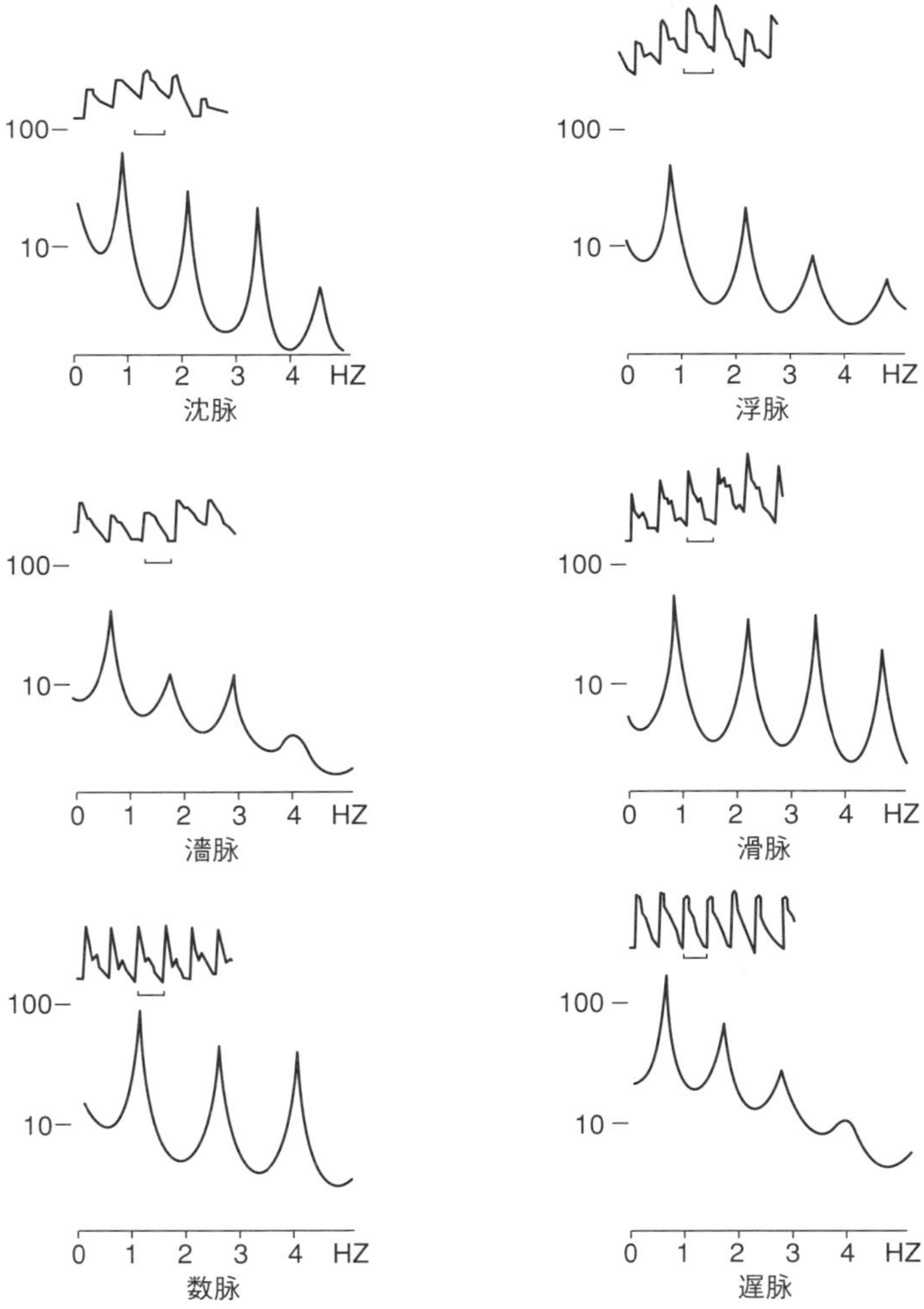

AMI（経絡機能測定器）と脈診との対応

検者 / 被験者		Y.K	K.Y	H.S	N.H	I.T	K.A	K.Y	H.T	M.M	M.Y		AMI
H4.3.26	Y.K		腎経虚	腎経虚	腎経虚	腎経虚	腎経虚	腎経虚	腎経虚	腎経虚	腎経虚	100%	腎経虚
H4.4.3	K.Y	腎経虚		腎経虚	腎経虚	腎経虚	腎経虚	腎経虚	腎経虚	腎経虚	腎経虚	100%	腎経虚
H4.4.10	H.S	肝虚	腎経虚		腎経虚	腎経虚	腎経虚	腎経虚	腎経虚	腎経虚	腎経虚	89%	腎経虚
H4.4.16	N.H	腎経虚	腎経虚	腎経虚		腎経虚	腎経虚	腎経虚	腎経虚	腎経虚	腎経虚	100%	腎経虚
H4.4.23	I.T	肝虚	肝虚	肝虚	腎経虚		肝虚	腎経虚	腎経虚	肝虚	肝虚	67%	腎経虚
H4.4.30	K.A	腎経虚	腎経虚	腎経虚	心包経虚	心包経虚		心包経虚	心包経虚	心包経虚	心包経虚	67%	心包経虚
H4.5.7	K.Y	腎経虚	腎経虚	腎経虚	腎経虚	腎経虚	腎経虚		腎経虚	腎経虚	腎経虚	100%	腎経虚

第 2 章

鍼とツボを科学する

どうして鍼が健康にいいのか？
ツボとは何か？
そんな疑問を解き明かします

1 ツボの正体は何か

◆ツボについての統一見解はない

ツボは正式には経穴と呼ばれますが、ここでは一般になじみのある「ツボ」という呼称を用いることにします。

ツボとは、体表の特定の部位に、体調が悪いときや病気があるときに表れる反応部位のことで、伝統的には病の原因となる邪気の出入り口とも考えられてきました。その起源は定かではありませんが、おそらく古代中国の人々が痛むところをなでたり圧迫したりしていくうちに経験的に発見したものでしょう。

それらツボが「経絡」と呼ばれる気血の通り道に存在していることを知っている方も多いと思いますが、ＷＨＯ（世界保健機関）による経穴部位国際標準化公式会議においては、現在３６１穴とされています。

では、ツボとそうでない場所とでは何が違うのでしょうか。

ツボの正体については、実体を持った器官であるという説もあれば、実体はなくツボと

合谷の位置の模式図

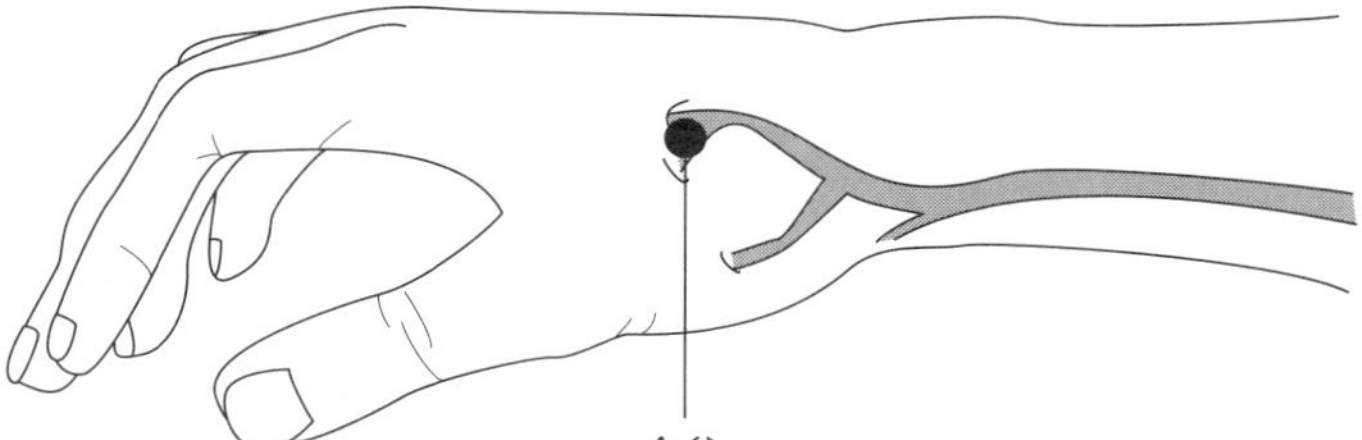

しての機能（働き）だけが存在するという説もあり、統一的な見解はいまだありません。しかし、ツボの箇所に神経や血管が多く存在するという点では、ほとんどの研究者の意見は一致しています。また、ツボとされている箇所では電気抵抗が低いため電気が流れやすいということも興味深い事実としてよく知られています。

単純に「ツボとは敏感な場所である」と理解してもいいでしょう。例えば、新潟大学医学部生理学科ではツボの箇所に触覚がいくつあるかという研究を行ないました。

親指と人さし指の付け根が交わる手の甲側の箇所にある「合谷《ごうこく》」というツボをナイロンの糸で刺激して触覚（触れられたという感

覚）のあった箇所を数えていく実験を行なったところ、ツボの近くほど触覚が多いということが分かりました。この結果は、ツボの箇所に神経が集中しているということを示しています。

◆ツボには神経・血管が多く存在する

また、実際にツボの箇所の組織学的研究を行ないました。

先ほど紹介した手の甲側の箇所にある「合谷」というツボの組織と、ツボ以外の場所の組織を比較した研究では、ツボでもなく経絡にもあたらない箇所には神経・血管が少なく、ツボの箇所には神経・血管が多く存在することが明らかになりました。

私自身も、マウスの皮膚上で電気抵抗が低い箇所をツボとみなし、その組織を顕微鏡で観察したことがありますが、やはり、そこには神経と血管、さらにリンパ管がほかの箇所と比べて多数存在しており、人間の場合と同様でした。

さらに、岡山大学医学部麻酔科における、犬・猫・ウサギ・マウス・ラットを用いた研究では、ツボとされる箇所には１００％の確率で神経が存在していたのに対して、ツボ以外の箇所では28・6％（犬・猫・マウス・ラット）〜42・9％（ウサギ）の確率でしか神

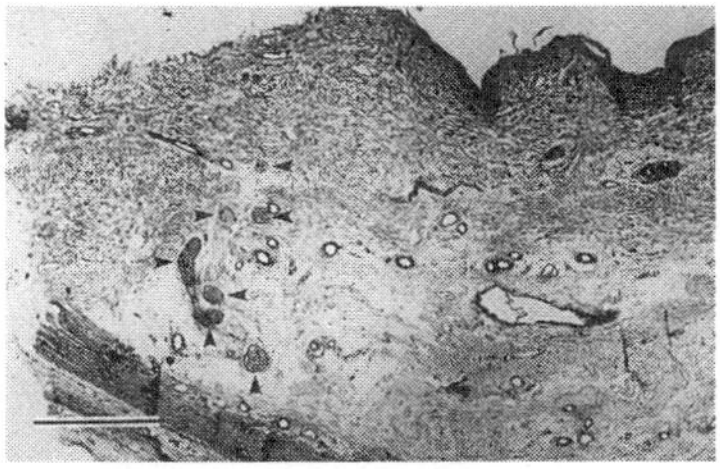

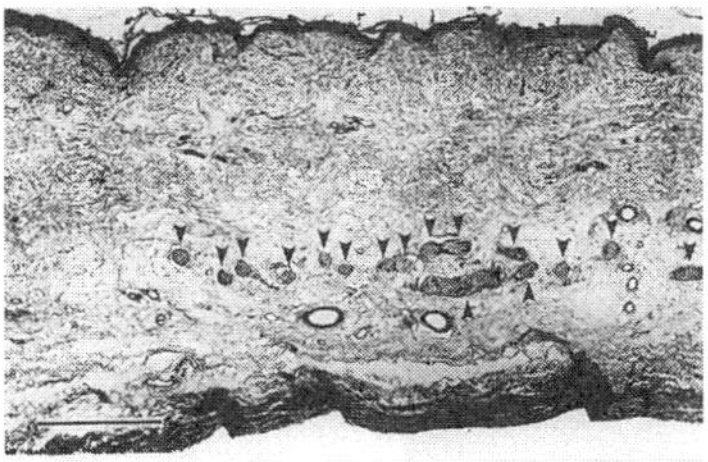

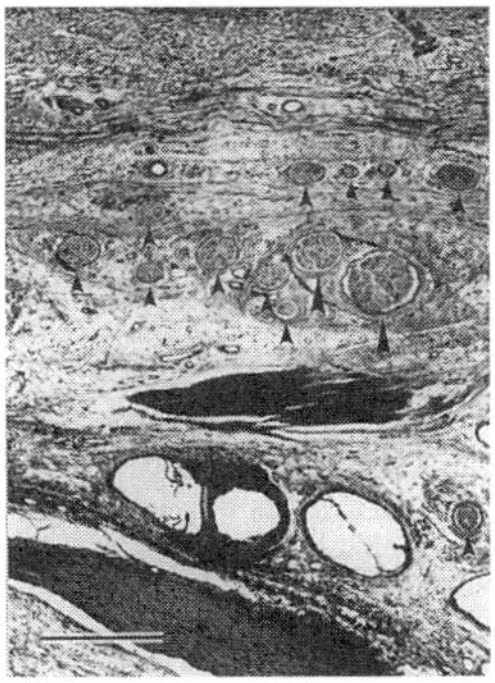

（左上写真）経絡外の非経穴部の組織像
矢頭：神経線維束　スケールバー：0.5mm
（右上写真）経絡上の非経穴部の組織像
矢頭：神経線維束　スケールバー：0.5mm
（左写真）経穴（合谷）の組織像
矢頭：神経線維束　スケールバー：0.5mm

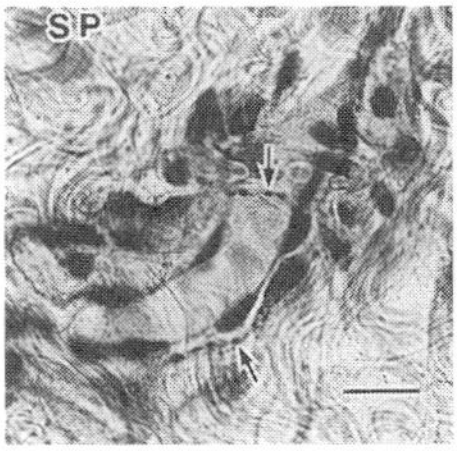

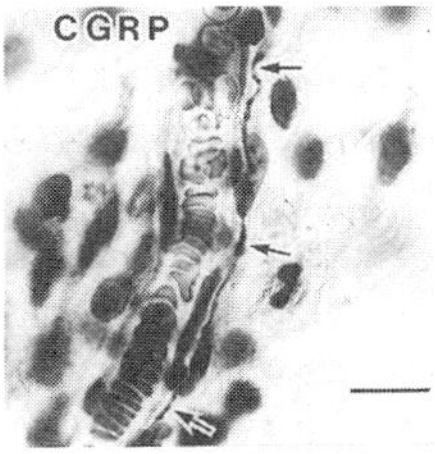

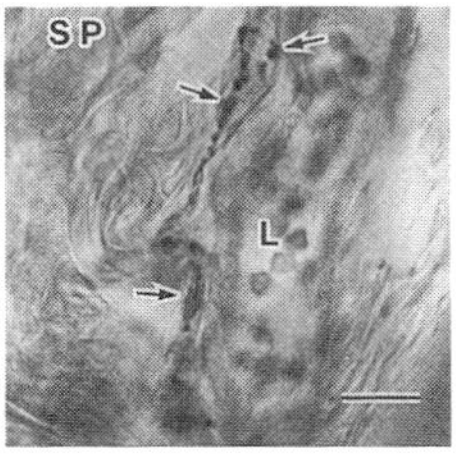

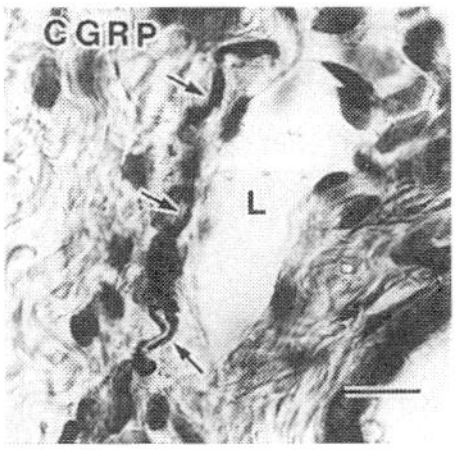

（左上写真）SP 含有知覚神経線維と
毛細血管　スケールバー：10μm
（中央上写真）CGRP 含有知覚神経線維と
毛細血管　スケールバー：10μm
（右上写真）SP 含有知覚神経線維と
毛細リンパ管（ヒト合谷部）スケールバー：10μm
（左写真）CGRP 含有知覚神経線維と
毛細リンパ管　スケールバー：10μm

経が存在していないという結果が出ています。つまり、ツボの箇所には必ず神経が存在するということです。

これらのことから、ツボと神経・血管・リンパ管との間には、間違いなく密接な関係があると言えるでしょう。

2 ツボには「深さ」がある

◆鍼を刺す深さは5~7ミリが最適

近年、神経の末端に多く存在し、物理的刺激・熱刺激・化学的刺激などに反応する「ポリモーダル受容器」が、ツボの働きと関係が深いものとして注目されています。

鍼灸治療では、鍼によって物理的な刺激を加えたり、灸によって熱刺激・化学的刺激を加えたりするため、その両方の刺激に反応するポリモーダル受容器が、鍼灸治療の作用メカニズムにおいて重要なカギを握っていると考えられているのです。

このポリモーダル受容器は筋肉と腱（筋肉と骨を結びつける部分）の境目に特に多く存在しており、その同じ部分に重要なツボが集中していることからも、ツボの働きと非常に関係が深いと推測されます。

では、ポリモーダル受容器にとって効果的な刺激とはどういうものでしょうか。

昭和50年に私が日本生理学会に報告した研究（人体皮膚知覚に及ぼす鍼麻酔の影響）の予備実験として、合谷の適切な深さについて調べたことがあります。

当時は鍼麻酔が世界中に報道されて話題となっていたので、合谷に刺した鍼に電流を流した状態で胸部と腹部の感覚（痛覚・温覚・触覚・冷覚・圧覚）の変化を観察するという実験方法をとりました。

鍼の深さを正確に把握するため、次ページの図のようにビール瓶に手形を固定して毎回同じ位置に鍼が入るようにし、同時に深さも分かるようにします。このようなセッティングで、1ミリずつ鍼を刺し入れながら胸部と腹部の感覚変化を観察したところ、グラフのように、5〜7ミリの間で閾値の上昇が最も強く現れるという結果が出たのです。

◆強刺激は神経の働きを鈍らせる

さらに私は、適切な鍼の深さについて別の角度から検討するために、犬の精巣のポリモーダル受容器の存在する箇所に、鍼により圧刺激を加えて神経の反応を観察しました。

合谷穴に同じ角度で刺入できるように作製した実験セット

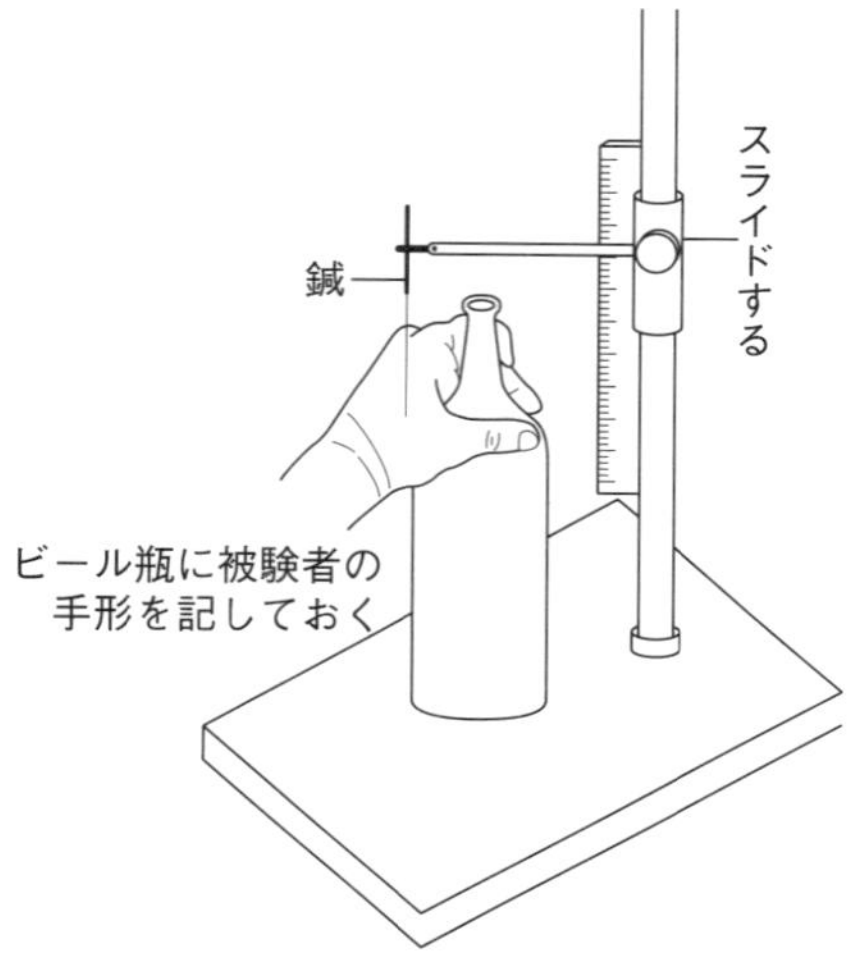

合谷穴通電刺激時の腹部での感覚変化

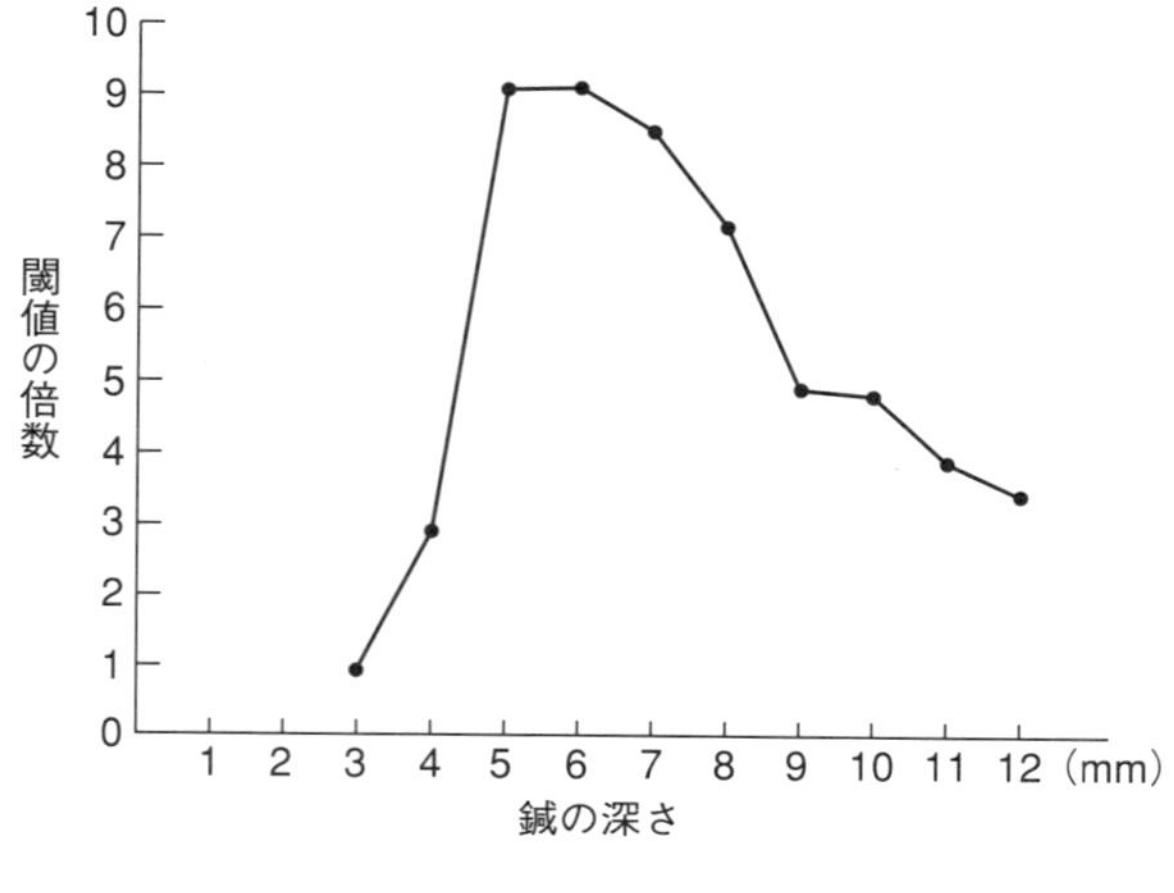

精巣部の皮膚を取り去って漿膜を露出し、鍼による20グラム前後の圧迫する刺激を「弱刺激」、40〜60グラムの圧迫を「強刺激」として、鍼を1秒に1回の割合で30秒連続して行なう実験をした結果、弱刺激では神経が同じレベルで反応していたのに対し、強刺激では最初の数秒間は神経が強く反応しましたが、その後時間経過とともに反応が消失しました。30秒後、同じ箇所に圧刺激を加えても反応しませんでした。

この実験から、20グラムの圧力で漿膜を圧迫する程度の強さがポリモーダル受容器に持続的な刺激を与えるということ、そして、それが、鍼の適切な刺激量であることが分かります。人間の場合、5〜7ミリの深さがちょうどそのような刺激となるのでしょう。

ツボが5〜7ミリの深さに存在するということと、新潟大学での実験を組み合わせて考えるとツボの正確な位置が判明します。そう、これこそが鍼を刺すべき箇所なのです。

このことから、ツボを爪楊枝でつつくといったようなことや、一般の方が家庭で行なう民間療法で効果が上がるようなものではないということが理解できるはずです。

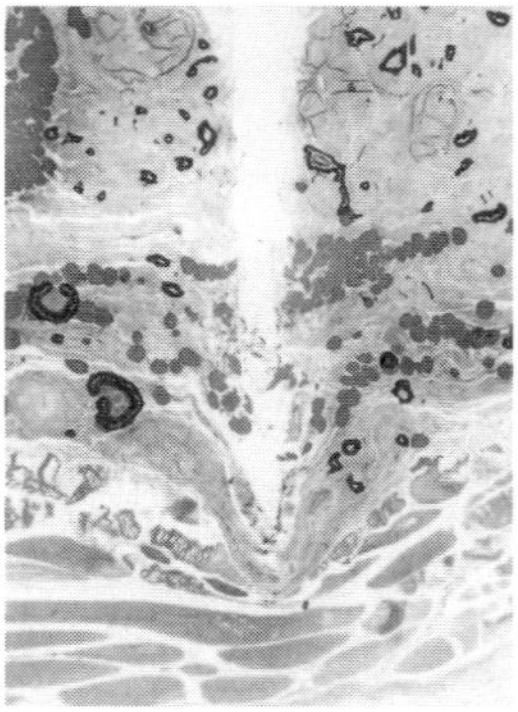

うさぎの合谷相当部位に鍼で
圧刺激を加えている電顕写真

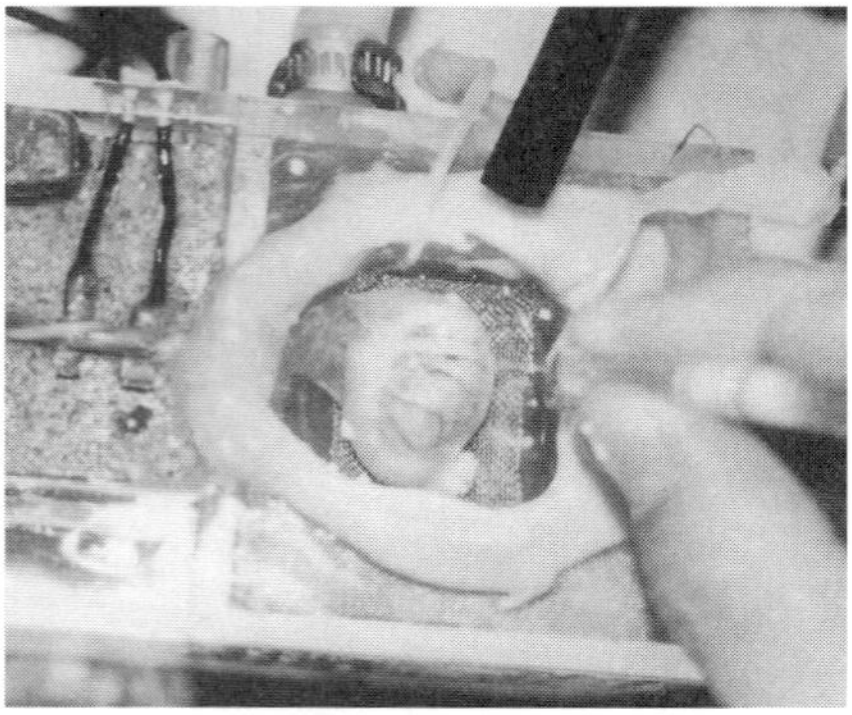

ポリモーダル受容野に機械的刺激を
加えている実験風景写真

ツボの位置と深さ（合谷穴）

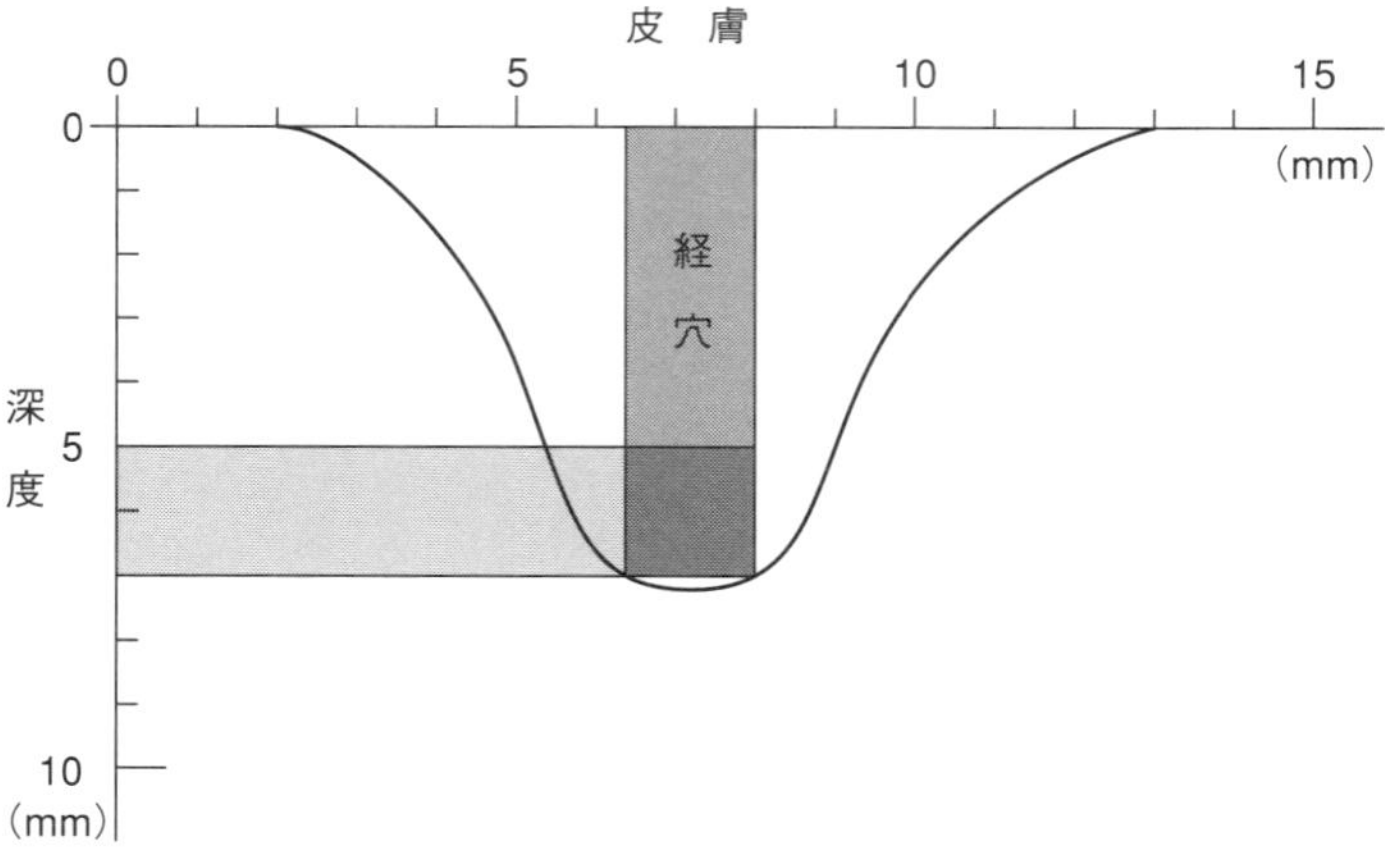

3　ツボに鍼を刺すと何が起きるのか

◆鍼によって免疫力と再生力が高まる

ツボに鍼を刺したとき、その箇所ではさまざまな組織変化が起こります。

鍼の刺激を受けたポリモーダル受容器は、その場でＣＧＲＰ・サブスタンスＰといった神経ペプチド（神経伝達物質の一種）を放出し、その内、ＣＧＲＰは血管を拡張させ、サブスタンスＰは血管から血液成分が漏れ出すように作用します。

また、皮膚組織の損傷によって、ヒスタミン、ブラジキニン、プロスタグランジン、セロトニン、ＮＧＦ、ＡＴＰといった発痛・炎症物質が放出されるために、痛み・熱感・発赤・腫れなどもそこで起きてきます。

このように書くと、鍼を刺すことはあまり良くないという印象になってしまいますが、実際にはこれらの反応によって、「ここを治してください」という信号を出していると理解してください。

具体的には、神経ペプチドや各種の発痛・炎症物質によって血液循環が改善し、血管か

鍼を刺したときの反応

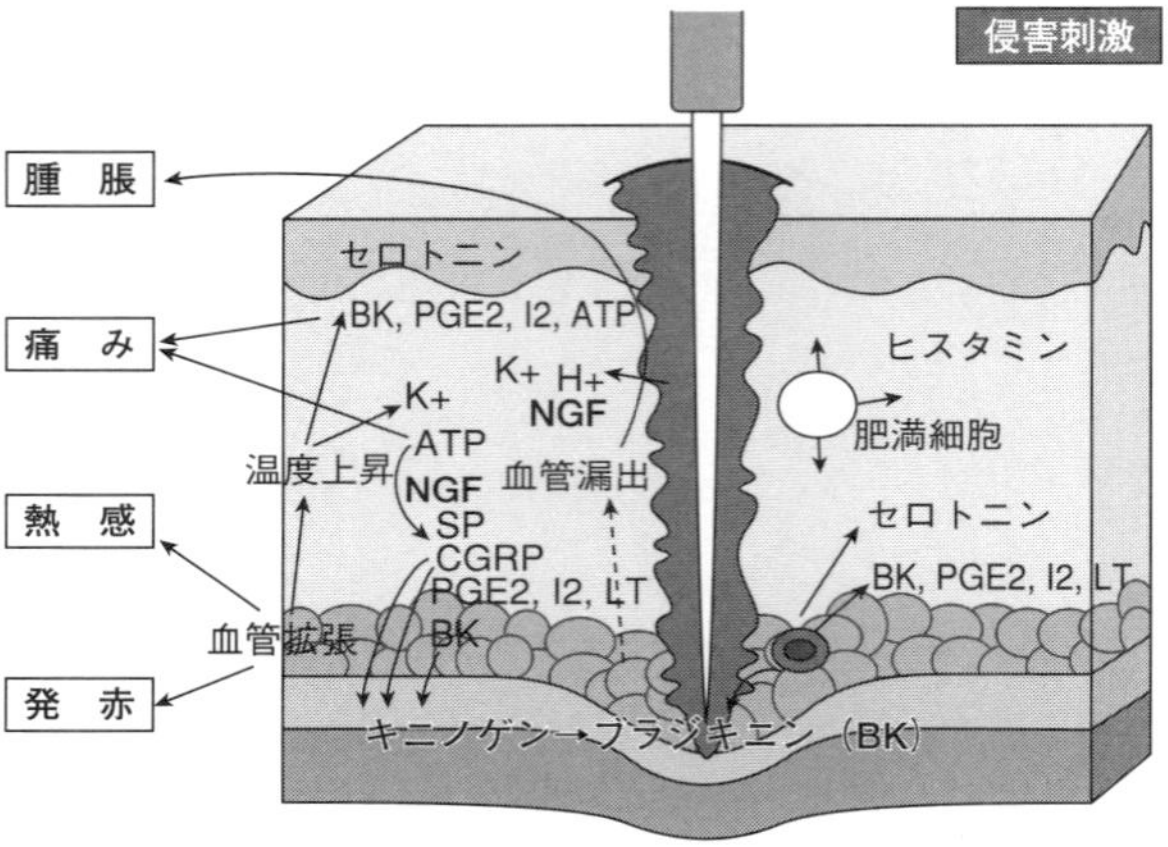

鍼を刺したときの免疫現象

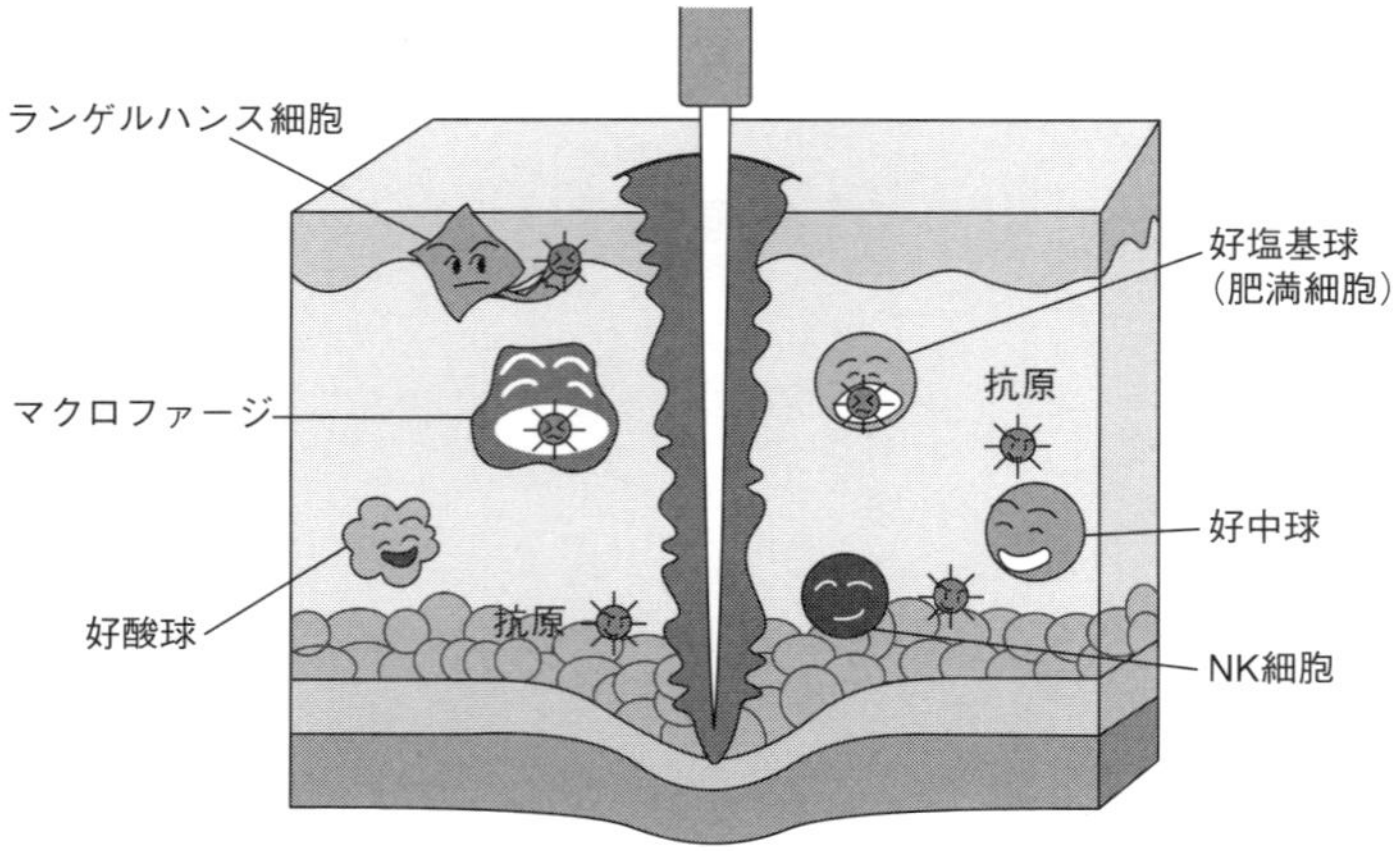

ら漏れ出た白血球（好中球やマクロファージなど）の働きがセロトニンやヒスタミンによって活性化することで、その箇所の免疫の働きが高まります。

また、最近では、体毛を作り出す毛母幹細胞が傷の修復に一役かっていることが明らかになり、鍼を刺した場合にも、組織の再生のために毛母幹細胞が活性化して皮膚の細胞に変化するということが分かっています。つまり、鍼によってその箇所の再生力が高まるのです。円形脱毛症の患部に鍼治療を施すと発毛することがありますが、それもまた、その箇所の再生力が回復したということにほかなりません。

このように、ツボに鍼を刺すことによって、さまざまなプラスの反応が起きてきます。

◆自律神経系を整え、免疫力を向上させる

私たちの体は、運動時に呼吸や血液循環が活発になりますが、その背景には、筋肉や関節の動きがポリモーダル受容器を多く含む神経を経由して、呼吸や心拍、血圧などをコントロールする自律神経系の反射を引き起こす仕組みがあると考えられています。

それと同様に、ツボに鍼を刺した場合も、ポリモーダル受容器を多く含む神経を経由して自律神経系の反射を引き起こします。自律神経系は内臓の働きもコントロールしている

ことから、鍼治療が内臓の問題に何らかの作用を及ぼすということは明らかです。

鍼灸医学における経絡名に内臓の名称（肝・胆・腎・膀胱・肺・大腸・心・小腸・脾・胃など）が付けられているのは、古代の人々がそのことに気づいていたということの証明だといえるでしょう。

さて、ポリモーダル受容器がキャッチした鍼の刺激はその途中の経路でさまざまな働きをしながら、神経を介して脊髄へ至り、最終的には人体の総指令塔である脳へと至ります。そして、その刺激は脳内でβ-エンドルフィンやドーパミンといった神経伝達物質の分泌を促し、鎮痛作用や快の感覚を生み出すと考えられています。鍼治療を受けると心地良い眠気を感じるのはそのためです。

脳内で起きていることについての研究はまだあまり進んでいませんが、仮説としては、鍼の刺激が脳内サイトカインやインターフェロン（いずれも情報伝達を行なう物質で主に炎症・免疫の調整に関わる）などの分泌に影響を与え、それによって自律神経系の調整と免疫力の増強が行なわれると、私は考えています。

それが、結果的に人体を外界の変化から守る「生体防御機構」の活性化と、常に体内を一定の状態に保つ「生体恒常性維持機構」の調節、および自然治癒力の増強につながって

鍼刺激と生体防御機構

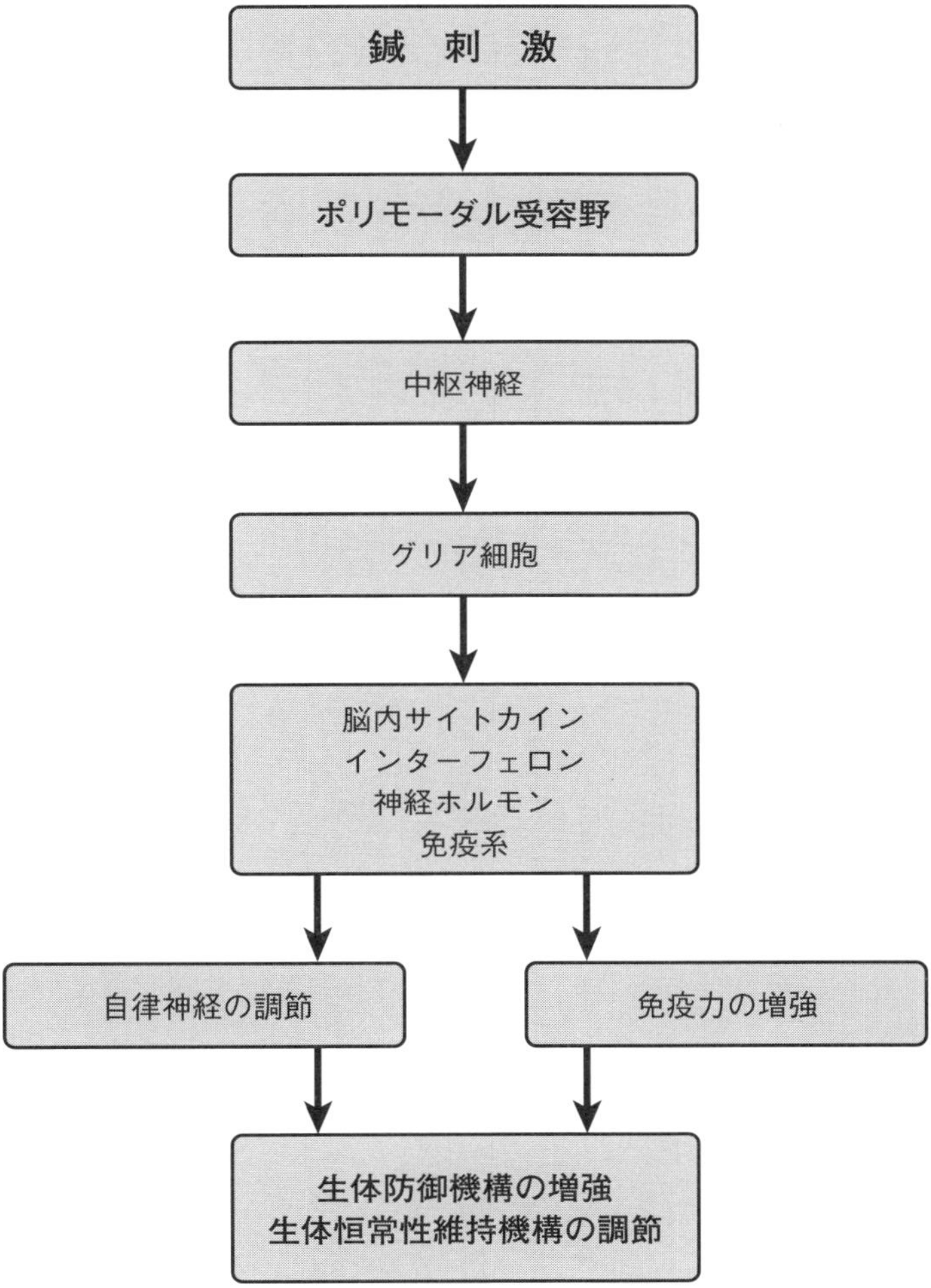
鍼 刺 激
ポリモーダル受容野
中枢神経
グリア細胞
脳内サイトカイン
インターフェロン
神経ホルモン
免疫系
自律神経の調節
免疫力の増強
生体防御機構の増強
生体恒常性維持機構の調節

くるのでしょう。このメカニズムについては、追って説明していきたいと思います。

4 鍼が痛みに効くのはなぜか

◆慢性的な痛みの正体

多くの人々が鎮痛を目的として鍼治療を受けていることから、鍼の鎮痛作用については医学的な研究が比較的進んでいます。特に、原因がはっきりしないまま痛みが続くような慢性痛や、ギックリ腰のような急性痛の症状は鍼治療の得意分野だといえます。

ここで、痛みとは何かということについて考えてみましょう。

痛みそれ自体は決して悪いものではなく、人体に何らかの異常が起きていることを示す警告信号としての働きをしています。しかし、この痛みが悪循環を起こして、痛みが痛みを呼ぶような状態になってしまうことがあるのです。そのような状態が長く続いたものは、慢性痛、あるいは難治性疼痛《とうつう》（治すことが難しい痛み）と呼ばれています。

それは次のような仕組みで起こってきます。

特定の箇所に加えられた痛み刺激が脊髄を介して大脳へ到達し、その反応として交感神

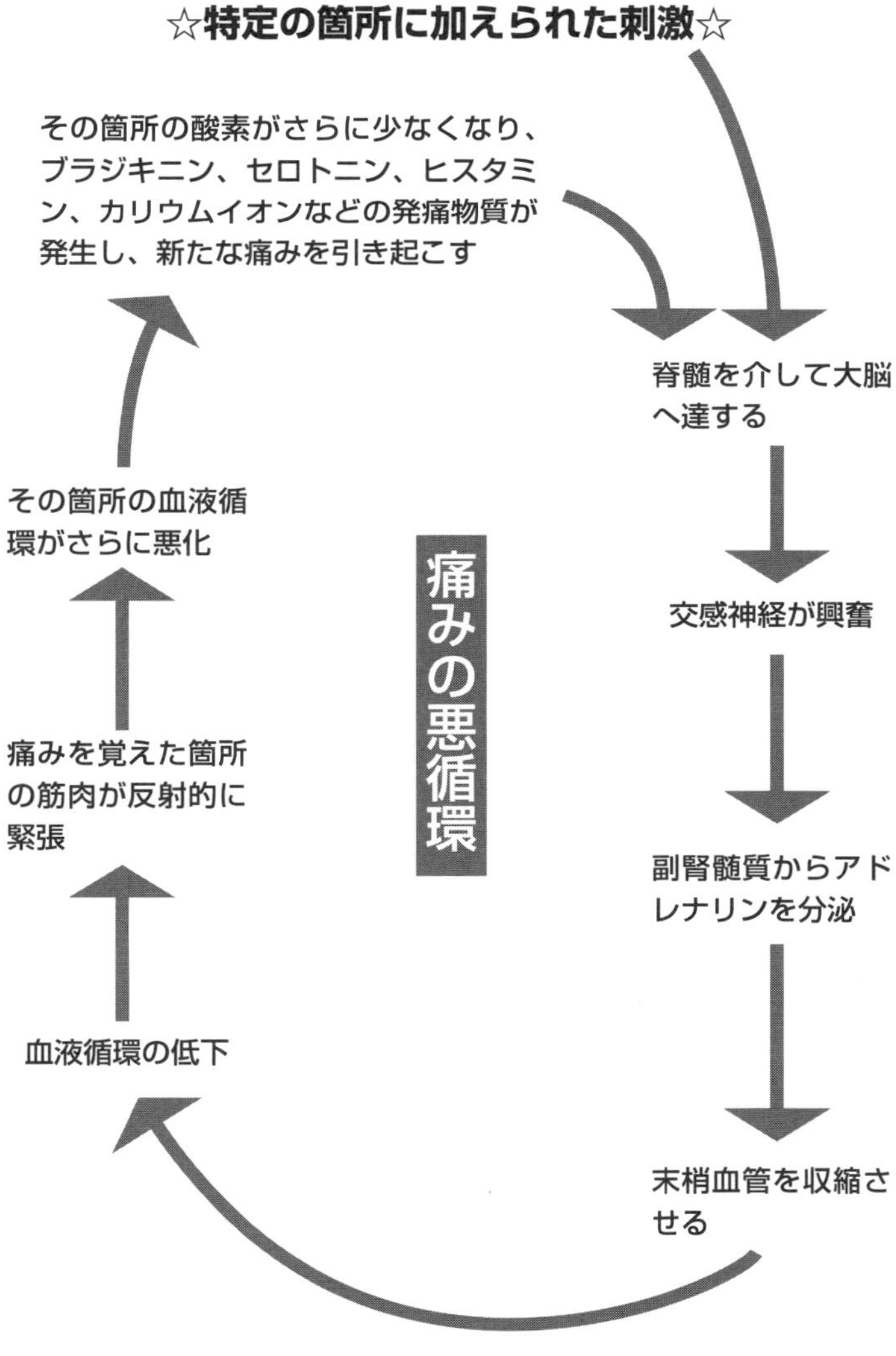
☆特定の箇所に加えられた刺激☆
脊髄を介して大脳へ達する
交感神経が興奮
副腎髄質からアドレナリンを分泌
末梢血管を収縮させる
血液循環の低下
痛みを覚えた箇所の筋肉が反射的に緊張
その箇所の血液循環がさらに悪化
その箇所の酸素がさらに少なくなり、ブラジキニン、セロトニン、ヒスタミン、カリウムイオンなどの発痛物質が発生し、新たな痛みを引き起こす
痛みの悪循環

経が興奮して副腎髄質からアドレナリンというホルモンを分泌。そのアドレナリンが末梢血管を収縮させるので血液循環は低下します。さらに、痛みを覚えた箇所の筋肉が反射的に緊張するために、その箇所の血液循環がさらに悪化するのです。

その結果、痛みの箇所は酸素が少なくなり、ブラジキニン・セロトニン・ヒスタミン・カリウムイオンなどの発痛物質が生じ、そこで新たな痛みを引き起こします。その痛みは再び脊髄を介して大脳へ到達し、同様の経路で痛みを再生産することから、これを痛みの悪循環と表現することができます。

原因不明のなかなか治らない慢性的な痛みの正体の多くはこれだったのです。

◆鍼治療は痛みの悪循環を断ち切る

そのような痛みの悪循環は鍼治療で断ち切ることができます。その鎮痛のメカニズムを説明する一つの考え方が「ゲートコントロール説」です。

特定の箇所の痛み刺激は細い線維の神経（Aδ・C線維）を通って脊髄後角という部分に伝わり、痛みの信号が伝わるゲート（門）を開く働きをします。その信号はそこから脊髄へ入り脳へと至るのです。

脊髄後角／ゲートコントロール説

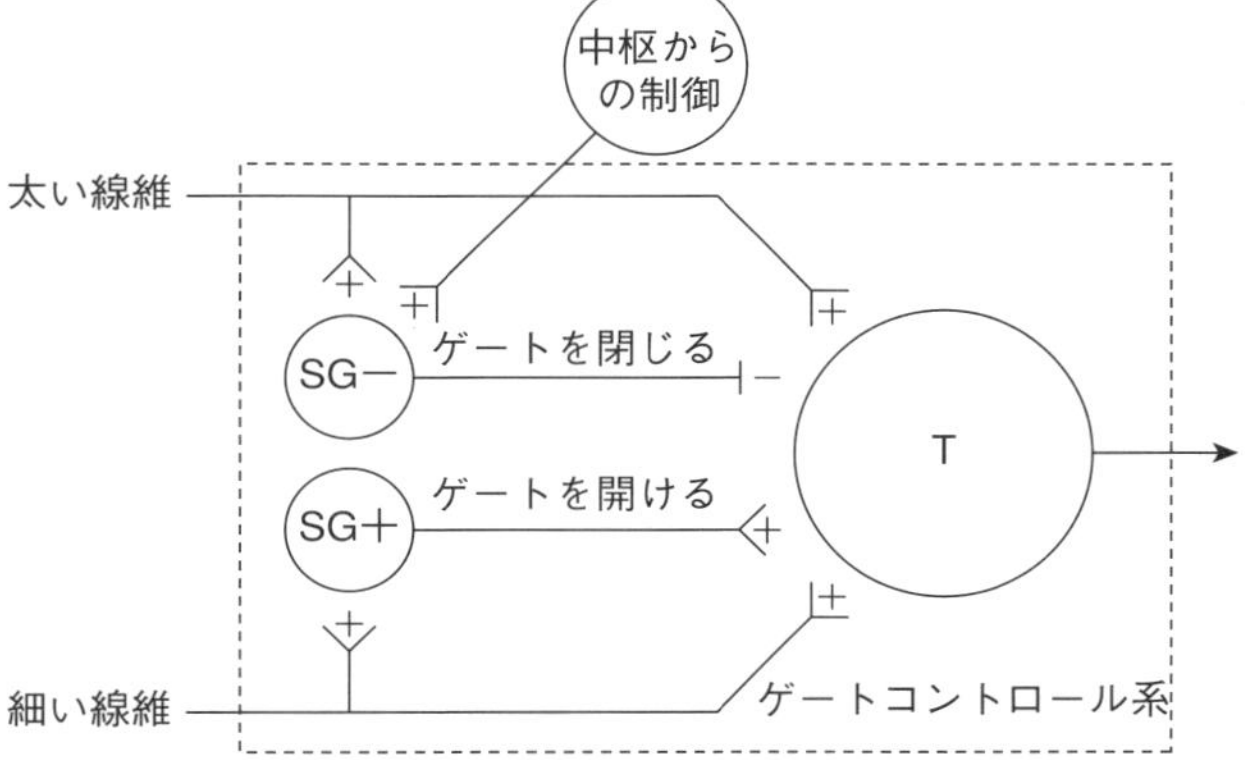

Melzack, R., & Wall, P.T.（1965）より東山らが改訂

ところが、太い線維の神経（Aα・Aβ線維）を介して、圧覚や触覚などの刺激が脊髄後角に伝わると、痛みの信号が伝わるゲートを閉ざす働きをして痛みは緩和されます。

体のどこかをぶつけたときに、そこをさすると少し痛みが和らぐという現象は、太い線維の神経を刺激することで痛みの信号が伝わるゲートを閉ざしているのだと考えられます。それと同じことを、より高い効果が、より長く持続するような形で行なうのが鍼治療だといえるでしょう。それによって痛みの悪循環を断ち切るのです。

また、詳しいメカニズムについてはよく分かっていませんが、鍼治療によって中脳や延髄で鎮痛作用の高いモルヒネに似た物質が生じ、それが脊髄後角の痛みの信号が伝わるゲートを閉じるということも言われています。

5 鍼の刺激はツボから離れた場所にも作用する

◆手足のツボで腹部の体温が上昇した

伝統的な鍼灸医学の考え方では、経絡は気血が運行する通路であり、多くのツボはそのルート上に存在しているとされています。各経絡には内臓の名前があてられており、ツボへの刺激はそこを通って内臓へ入ると考えられていますが、ツボ同様に経絡もまた実体のある器官ではなく、その実在を医学的に証明することはできません。

しかし、ツボ刺激が離れた場所の内臓や筋肉の状態に影響を及ぼしたり、痛みを緩和するということはよく知られた事実です。先ほど紹介した、合谷に刺した鍼に電流を流し、胸部と腹部の感覚（痛覚・温覚・触覚・冷覚・圧覚）の変化を観察するという実験はその一つの証明となるでしょう。

それを別の角度から検討したものとして、私が昭和48年に行なった「サーモグラフィによる腹部皮膚温の変化について」という、鍼刺激による体温上昇についての実験がありま

鍼刺激（内庭）による腹部皮膚温の上昇

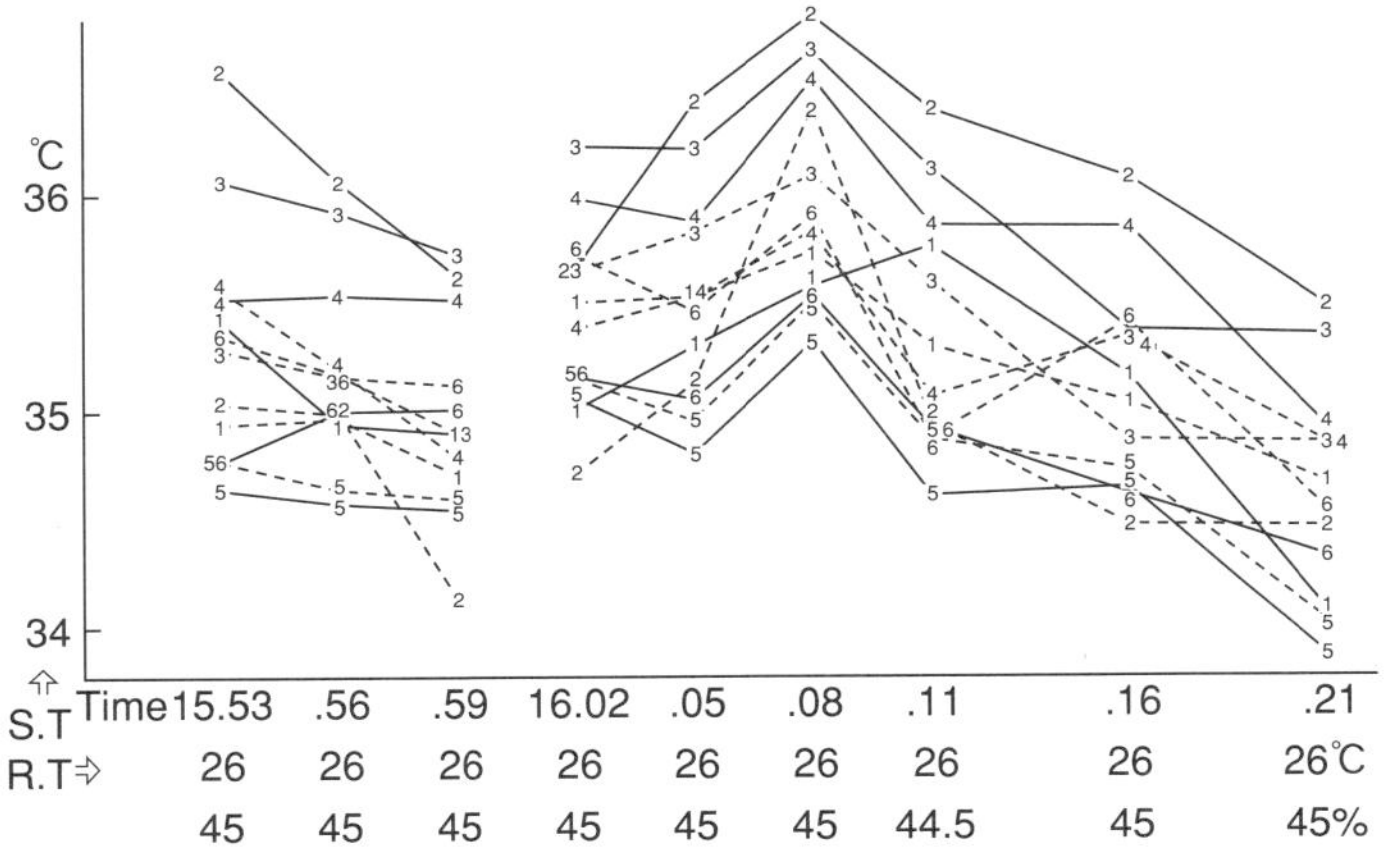

す。

実験では、足の人さし指と中指の間にある内庭《ないてい》というツボと合谷にそれぞれ鍼刺激を加えて腹部の皮膚温の変化を観察しました。その結果、手足のツボへの鍼刺激によって腹部の皮膚温度が上昇するということが分かったのです。

体温は自律神経系がコントロールしているので、鍼治療が自律神経系に何らかの影響を与えていることがこの実験から推測されます。そして、内臓もまた自律神経系のコントロール下にあることから、鍼治療は内臓の働きにも影響を与えると言えるでしょう。

ちなみに、同じ実験の中で内庭と合谷を強くつねって刺激を与えたところ、腹部の皮膚温は上昇しませんでした。やはり、ツボであればどんな刺激でもいいというわけではないのです。もちろん、民間療法として爪楊枝でツボ刺激をしても効果はありません。

◆鍼治療によって全身の免疫機能が整う

鍼治療は全身の免疫力の増強にも大きく寄与します。

75ページで説明したように、鍼の刺激を受けたポリモーダル受容器は、SP・CGRPといった神経ペプチド（神経伝達物質の一種）を放出します。この内、SPには免疫機能を活性化する働きがあり、CGRPには免疫機能を抑制する働きがあるため、鍼を刺した箇所の免疫機能は、その相反する働きによって最適なバランスが維持されると考えられています。

さらに、鍼治療を施した箇所で放出されたSPとCGRPは毛細リンパ管に吸収されてリンパ節に至り、そこでも免疫機能のバランスをとることになると推測されます。つまり、鍼治療は鍼を刺した箇所だけでなく、全身の免疫機能にも影響を及ぼすのです。

また、私は一つの仮説として、これと同じような経路で全身の再生・修復力が高められているのではないかと考えています。

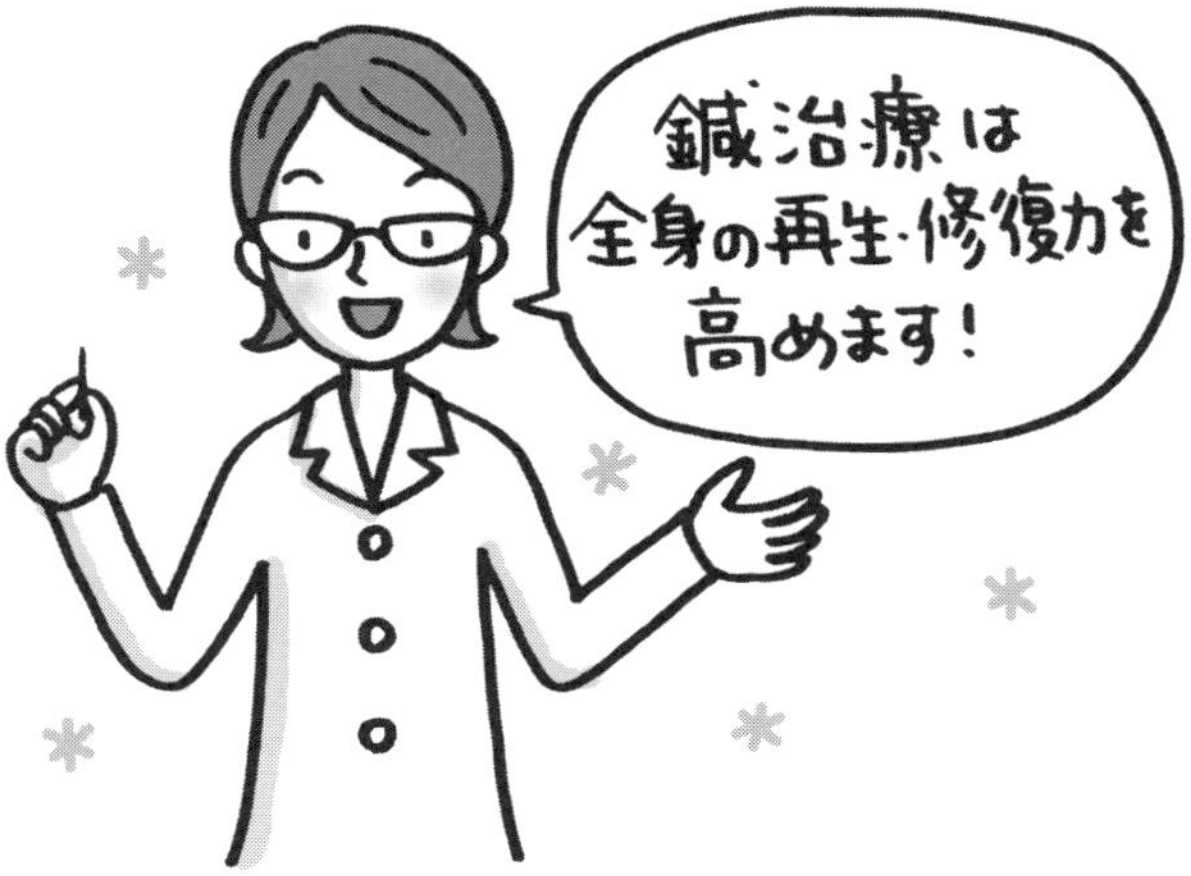

鍼を刺すというのは細胞に最小限の傷を付け、わずかな炎症を起こさせる行為です。しかし、その小さな負荷がある種の警告信号となり、例えば、胃壁や腸壁などに傷や炎症があった場合にその箇所を速やかに再生・修復することにつながるのではないでしょうか。そういった考え方でいくと、小さな負荷で免疫力や再生・修復力を高める鍼治療はワクチン投与にも似た作用があるといえます。

鍼治療の全身への作用については、鍼刺激が脳の下垂体・副腎からのホルモン分泌を促す作用や、脳そのもので起きているさまざまなプロセスも考慮しなければなりません。ただし、その分野での研究はまだ十分に進んでいないというのが実情です。

6 鍼治療で免疫機能が高まる

◆免疫細胞が増えて活性化する

鍼治療による免疫機能の増強について、私はこれまでにいくつかの実験を行なってきました。その一つが鍼治療の前後でリンパ球の比率を計測するというものです。

リンパ球は免疫細胞の一種で、体外から侵入したウイルスや細菌と戦ったり、体内で発生したガン細胞を死滅させたりなど、免疫において重要な働きをしています。

そこで、鍼刺激の前と後に採血した血液中のリンパ球の比率を調べたところ、次ページのグラフのように鍼刺激によってリンパ球が増えており、鍼治療によって免疫機能が増強されるということが分かりました。

また、別の実験では、鍼刺激がNK活性に与える影響についても調べています。

リンパ球の一種であるNK（ナチュラルキラー）細胞は、その名が示すように外敵への高い殺傷力を持っており、ウイルスに感染した細胞や細菌、あるいはガン細胞を見つけると、パーフォリンというタンパク質をミサイルのように撃ち込んでその細胞膜を破壊し、

鍼治療で免疫機能が高まる

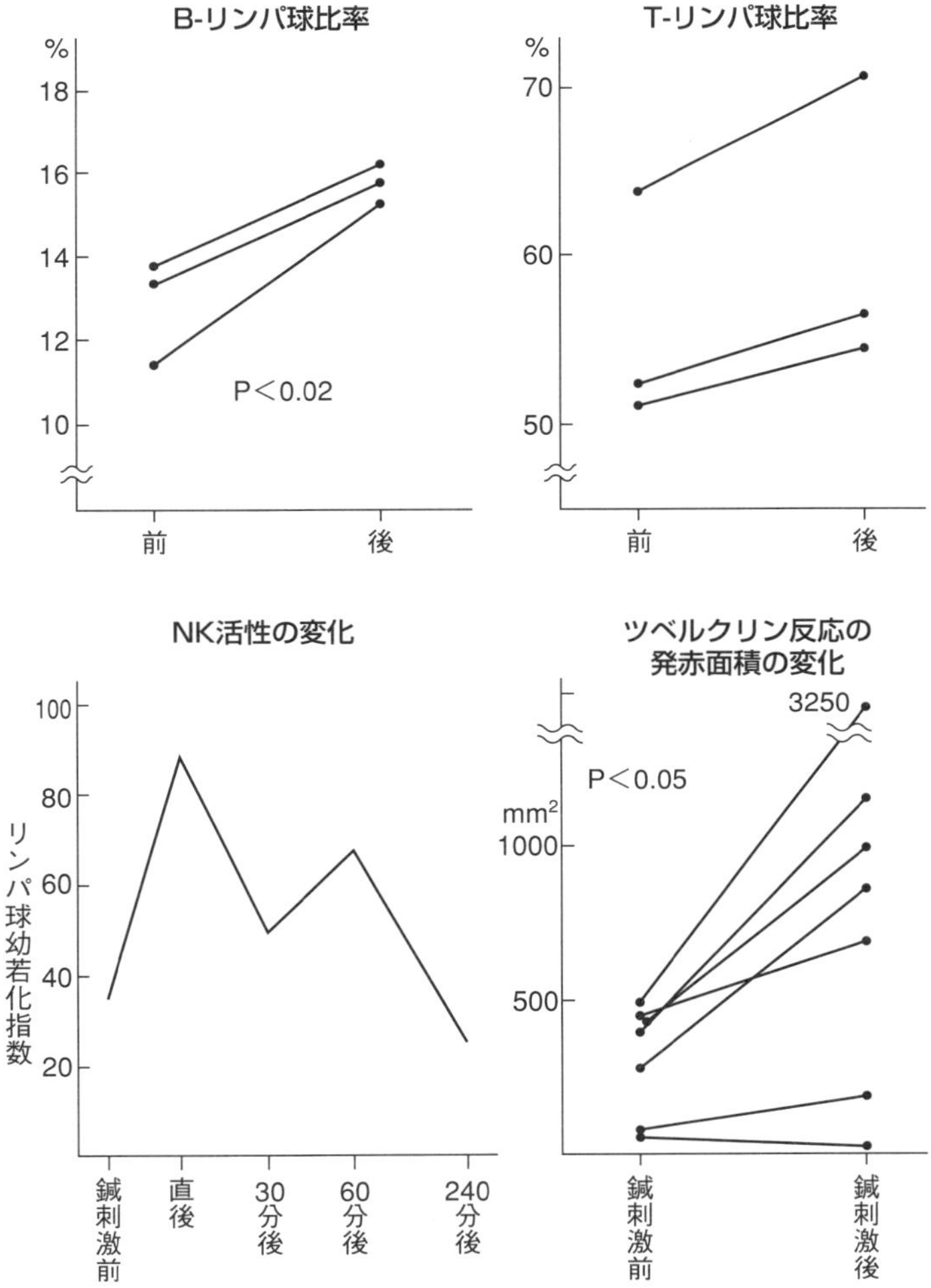
B-リンパ球比率
%
18
16
14
12
10
P＜0.02
前
後
T-リンパ球比率
%
70
60
50
前
後
NK活性の変化
リンパ球幼若化指数
100
80
60
40
20
鍼刺激前
直後
30分後
60分後
240分後
ツベルクリン反応の発赤面積の変化
3250
P＜0.05
mm²
1000
500
鍼刺激前
鍼刺激後

そこからやはりタンパク質の一種であるグランザイムなどの物質を流し込んでその細胞を死滅させます。

そのようなNK細胞の攻撃力を測るのがNK活性という指標であり、グラフを見ると分かるように、鍼刺激の直後にはその数値が大きく上昇しています。つまり、鍼治療によって感染症やガンと戦う力が増強されるということです。

なお、同じ実験でツボ以外の箇所への鍼刺激を行なったところ、その場合はNK活性の値に変化はありませんでした。このことからもツボの持つ意義が理解できます。

さらに、別の実験では採血なしで、鍼刺激後の体内の免疫反応を観察しました。

結核の検査に用いられるツベルクリン反応では、結核菌に由来するタンパク質を皮膚に注射して発赤《ほっせき》の状態を見ますが、その発赤を引き起こしているのが免疫系の要《かなめ》ともいえるTリンパ球です。そのため、鍼刺激前と鍼刺激後でツベルクリン反応の発赤部分の大きさを調べることで、間接的に免疫機能の状態を知ることができます。

実験結果のグラフを見ると、鍼刺激の前後では、後者の方が発赤部分が大きいことが分かります。このことから、鍼刺激がTリンパ球の働きを活性化して、免疫機能の反応を高めていることが分かります。

◆β-エンドルフィンは免疫機能にも関わる

鍼治療が免疫機能に働きかける仕組みについては先ほど述べましたが、それ以外にも体内のさまざまな仕組みが複雑に絡み合って免疫機能を増強していると考えられます。

例えば、鍼治療における鎮痛作用のメカニズムの一つとして、鍼刺激が脳内におけるβ-エンドルフィン（高い鎮痛作用を持つ物質）の分泌を促進するという現象が推測されていますが、リンパ球の表面にはβ-エンドルフィンとつながるレセプター（受容体）があるため、鎮痛だけでなく免疫機能にも影響を及ぼしている可能性があります。

私は、そのことを確認するために、試験管内でリンパ球の増殖反応にβ-エンドルフィンが及ぼす反応について調べてみたことがあります。その結果、高い濃度のβ-エンドルフィンはリンパ球の増殖反応を抑制するということが分かりました。

この結果だけでは、鍼治療はリンパ球の増殖を抑え、免疫機能を低下させるようにも思えますが、別の実験で鍼刺激による免疫機能の増強が示されているのですから、これはむしろ、相補う働きによって免疫機能を適切な状態に保っていると考えるべきでしょう。

このように、鍼治療においては、さまざまな調整のメカニズムが絶妙に関係しあいながら免疫機能のバランスをとっているのです。

7 鍼治療はさまざまな病気を改善する

◆鍼治療には多様な健康改善作用がある

ここまでの説明でツボには正しい位置と深さがあること、そして、そこへ鍼によって適切な刺激を加えることによって、鍼を刺した箇所だけでなく全身にわたって鎮痛作用や免疫機能の増強がなされるということが明らかになったと思います。

鍼刺激が人体のさまざまなメカニズムに作用する過程について、なるべく分かりやすく述べたつもりですが、なお、難しい部分があったかもしれません。ただ、この章では、鍼刺激によって多様なプラスの作用が起こり、それがいろいろな症状や病気を改善させるということを理解していただければそれで十分です。

鍼治療が持つ多様な作用を示すデータを一つ紹介しましょう。

左の統計データは、私が主宰する東洋医学研究所®グループにおいて、平成元年から平成3年にかけての2年間で、3ヵ月以内に21回以上鍼治療を受けた414人の患者にアン

長期鍼治療継続患者の自覚的所見

1. 健康に自信がつき身体が軽く、調子が良い等……21例
2. 食欲が出てきた。食事がおいしくなった等……17例
3. やる気が出て、よく仕事ができるようになった等……17例
4. 疲れにくくなり、寝起きが良くなった等……16例
5. よく眠れる。寝つきが良く、ぐっすり眠れる等……15例
6. 目が疲れにくくなり、良く見えるようになった等……12例
7. 肩こりが楽になる等……12例
8. 膝の痛みが楽である等……11例
9. 足の運びが良く、さっさと歩ける等……11例
10. 風邪をひきにくくなり、ひいてもすぐ治る等……10例
11. 生理が順調になった。楽に動ける等……9例
12. 胃の具合が良くなった等……8例
13. 気持ちが明るくなり楽しくなった等……6例
14. 皮膚がうるおった感じがする等……6例
15. お通じ（下痢・便秘）が良くなった等……6例
16. 頭痛がしなくなった等……6例

東洋医学研究所®グループで平成元年4月1日～平成3年3月31日までの2年間で、3ヵ月以内に21回以上継続して鍼治療を受けた患者414例中5例以上同一回答のあった277例の結果。

長期鍼治療継続患者に対する第三者の評価

1. 元気になったと言われた等……8例
2. 表情が明るく生き生きとしてきたと言われた等……7例
3. 身体や歩き方がしっかりしてきたと言われた等……6例
4. 若返ったと言われた等……5例
5. 顔色が良くなったと言われた等……5例
6. 身体が細くなったと言われた等……3例
7. 肥えてきたと言われた等……3例
8. 顔や肌に艶が出てきたと言われた等……3例
9. 声がしっかりしてきたと言われた等……3例
10. よく食べるようになったと言われた等……2例
11. 体力がついたと言われた等……2例
12. 動作が早くなったと言われた等……2例
13. 最近やる気が出てきたと言われた等……2例
14. 髪の毛の艶が良くなった。黒くなったと言われた等……2例

東洋医学研究所®グループで平成元年4月1日～平成3年3月31日までの2年間で、3ヵ月以内に21回以上継続して鍼治療を受けた患者414例中5例以上同一回答のあった277例中、第三者から2例以上同一評価された77例の結果。

ケートを取ったものです。これを見ると、実にさまざまな健康改善作用が発揮されていることが分かるでしょう。これは、鍼治療が鎮痛だけでなく、いろいろな病気を改善し、またその予防にも役立つということです。

なお、お茶の水女子大学での研究では、ラットへの鍼刺激によって脳の血流が増加することが明らかになっており、鍼治療が動脈硬化や脳出血を防ぐ可能性が示されています。つまり、高齢者の健康と長寿についても鍼治療は大きく貢献できるのです。

◆鍼治療は統合的制御機構を活性化する

第1章で述べたように、人体には全身を制御（コントロール）する仕組みのほか、各臓器や各器官にもそれぞれ制御の仕組みがあり、遺伝子や細胞に至るまで2の10兆乗（2を10兆回かけた数）ともいわれる多様な制御の仕組みが存在しています。

その仕組みがあるからこそ、私たちの体は混乱に陥ることなく、秩序だった生命の営みを維持できるのです。

さらに、それらの制御系は、体内環境を一定の水準に保つ「恒常性維持機構」、免疫機能を一定の水準に保つ「免疫系維持機構」、さまざまな制御系をまとめてコントロールす

黒野式全身調整基本穴による太極療法

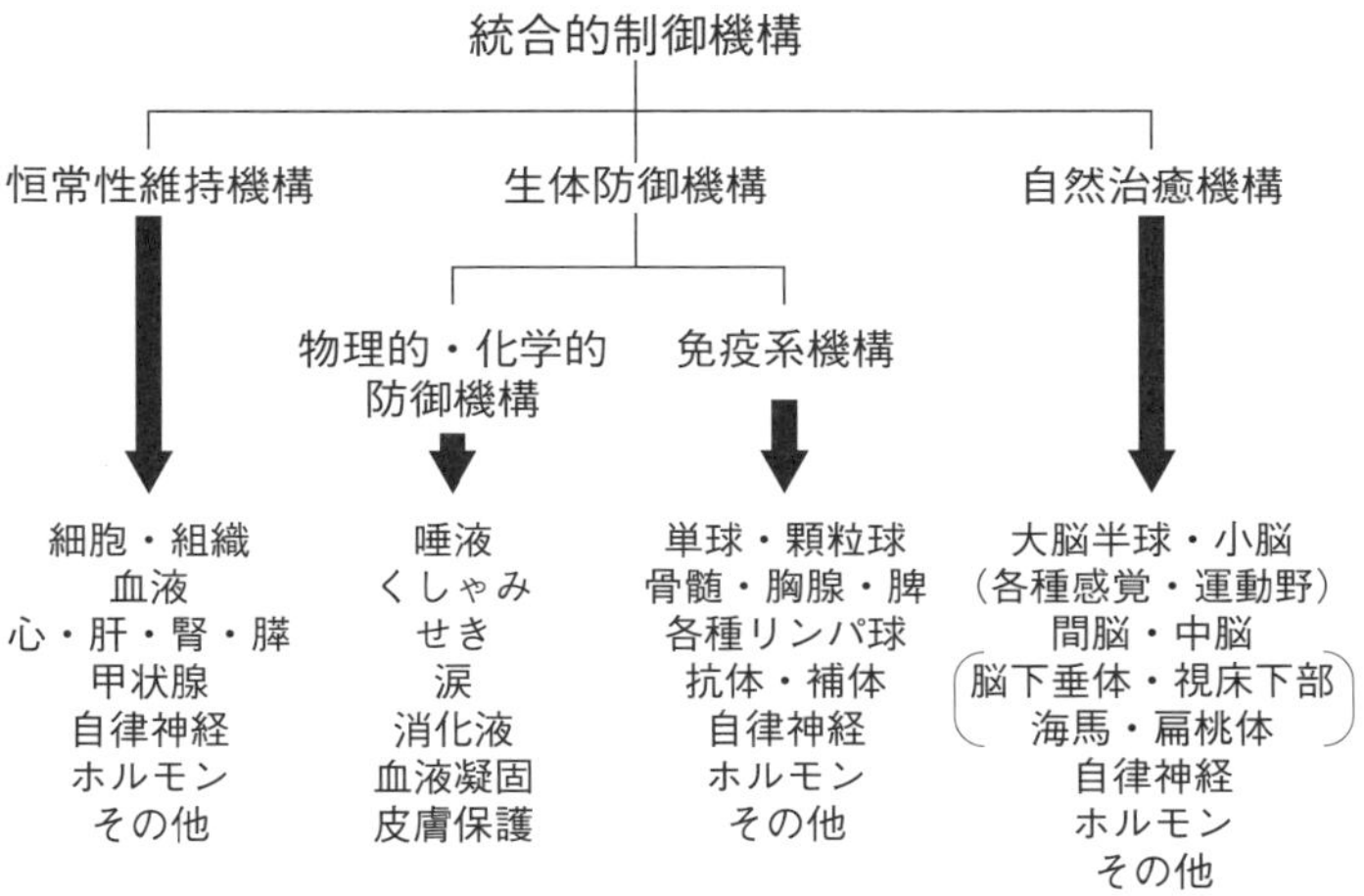

※恒常性維持機構（身体の内・外環境から大きく影響を受けた時に、全体の歪みが起こらないように身体を守り、常に一定の内部環境を整えておくシステム）
※生体防御機構（身体の内・外環境から身体を守り、病気にならないように防御し、自然治癒力を高めるシステム）
※自然治癒機構（身体の内・外環境からの感覚を受容し、その情報を処理して効果器系に変化させ、身体の状態を良好にコントロールするシステム）

る「自然治癒機構」の三種類に大別することができます。

その三つの機構が互いに関連しあい、統合的に働いて生命を維持しているのですが、それらをさらに制御している上位の制御系として、私は「統合的制御機構」の存在を想定しています。

鍼治療はこの統合的制御機構を活性化させる最善の手段であると私は考えています。そのことは、この章で紹介してきたさまざまな実験の結果が証明しているでしょう。鍼治療がいろいろな病気を改善させ、それを予防するのは、この統合的制御機構を活性化した結果であるといえます。

次章では、統合的制御機構の活性化を目的として、さまざまな実験結果をベースにして私が考案した「太極療法」という鍼治療法について述べていきましょう。

第 3 章

全身を整える太極療法

実証医学として私が確立した
「太極療法」について
説明しましょう

1 太極療法とは何か

◆実証医学としての太極療法

古来、鍼灸医学では「未だ病ざる病を治す」ということが重要視されてきました。これは予防医学を意味しており、今に言うところの自然治癒力を高めるということです。その具体的な方法が鍼灸医学の古典文献にいう「太極療法」です。

近代の鍼灸医学の世界では、昭和初期に活躍した鍼灸師・澤田健の流儀が太極療法と呼ばれてきましたが、これからの時代には、実証医学（事実にもとづいて証明される医学）としての太極療法の確立こそ求められるのではないでしょうか。

私が考える太極療法とは、これまでに説明してきた「統合的制御機構」の活性化を通して体内の秩序を回復し、自然治癒力を高め、生体の回復・修復機能を活性化することを目的とした鍼灸治療のことです。そしてそれは、医学的・科学的な研究による実証を伴ったものでなければなりません。

これまでに説明してきた鍼灸医学に関する研究の成果は、すべてこの太極療法に集約されていると言っていいでしょう。

◆黒野式全身調整基本穴の由来

太極療法の特徴となるのが、「黒野式全身調整基本穴」による鍼治療です。ここでいう「穴」とはツボのこと。つまり、黒野式全身調整基本穴とは、統合的制御機構を調整するために厳選されたツボを意味しているのです。

ここで、黒野式全身調整基本穴の誕生の由来について説明しておきましょう。

私は昭和31年に開業して以来、受験生が暗記に使うような小さなカードに、治療で用いたツボとその有効性を記録しつづけていました。そうして昭和43年に、それまでの記録をまとめて疾患の分類とそれぞれのツボの使用頻度とを集計したところ、大変興味深い結果が出たのです。

集計調査にあたっては正確性を保つため、西洋医学での診断を得た内科領域の患者のうち、同じ主訴（訴え）で5例以上そろうケースだけを扱いました。

まず、疾患の性質ごとに6パターンのグループに分類したところ、対象患者2083名のうち、不定愁訴症候群（無徴候有訴群）が784名（約38％）、消化器疾患が538名

（26％）、呼吸器疾患が323例（16％）と、三つのグループだけで全体の約80％を占める結果になりました。また、患者自身の自覚症状としては、これら三つのグループにおける第一位はいずれも「首と肩のこり」でした。

次に、それらの症状に対して用いたツボについて調べました。150例以上使用したツボに絞って集計したところ、肺兪《はいゆ》・厥陰兪《けついんゆ》がともに1474例（70・8％）と最も多く、次いで、天柱《てんちゅう》・風池《ふうち》・大杼《だいじょ》・肩井《けんせい》がともに1386例（66・5％）でした。これは、それらのツボが肩こりと関係していることを推測させる結果です。さらに、腎兪《じんゆ》968例（46・5％）・大腸兪《だいちょうゆ》927例（44・5％）・脾兪《ひゆ》892例（42・8％）については、消化器疾患との関係が推測できます。

以上の結果から、使用頻度が40％以上の13箇所のツボを黒野式全身調整基本穴と定め、統合的制御機構の活性化のために優先して鍼治療を施すべきツボであると定義しました。

興味深いことに、それらのツボは腹部側と背部側にバランス良く配置されています。陰陽説では人体の腹部側を陰、背部側を陽と考えることから、全体としてとらえると、このようなツボの配置は陰陽のバランスが整っているといえるでしょう。そのように陰陽が調和した状態のことを「太極」といいます。

各ツボの使用頻度（2083例）

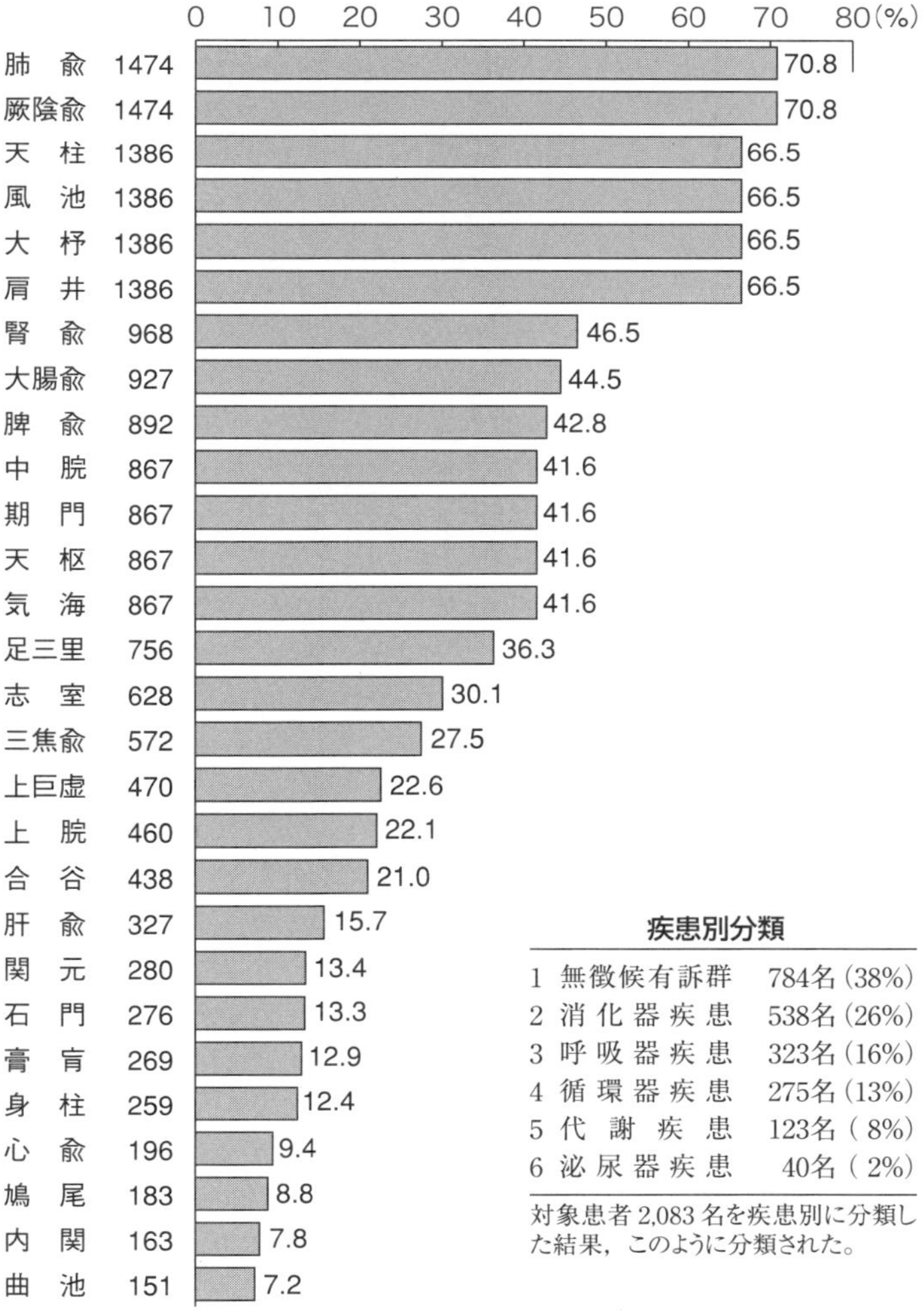

疾患別分類

1	無徴候有訴群	784名（38%）
2	消化器疾患	538名（26%）
3	呼吸器疾患	323名（16%）
4	循環器疾患	275名（13%）
5	代謝疾患	123名（ 8%）
6	泌尿器疾患	40名（ 2%）

対象患者 2,083 名を疾患別に分類した結果，このように分類された。

2 太極療法の実際（その1）

◆東洋医学研究所®における鍼治療の特徴

私が所長を務める東洋医学研究所®では、太極療法を中心とした鍼治療を行なっています。ここでその診療内容を簡単に説明しておきましょう。

1 診察

的確な鍼治療を行なうために、伝統的な鍼灸医学の診断法である四診（望診、聞診、問診、切診）ならびに、ＡＭＩ（経絡機能測定器・経絡の状態を電気的に計測する機器）による診察を基本とします。

さらに必要に応じて、聴診器・血圧計・体温計・音叉・打腱槌・角度計・握力計など患者の体に負担をかけない機器類を用いいますが、病院での診察と異なり、そこから病名を診断することはありません。

それらの診察結果から患者の病態を大局的に把握した後に、治療計画を決めます。

2 鍼治療

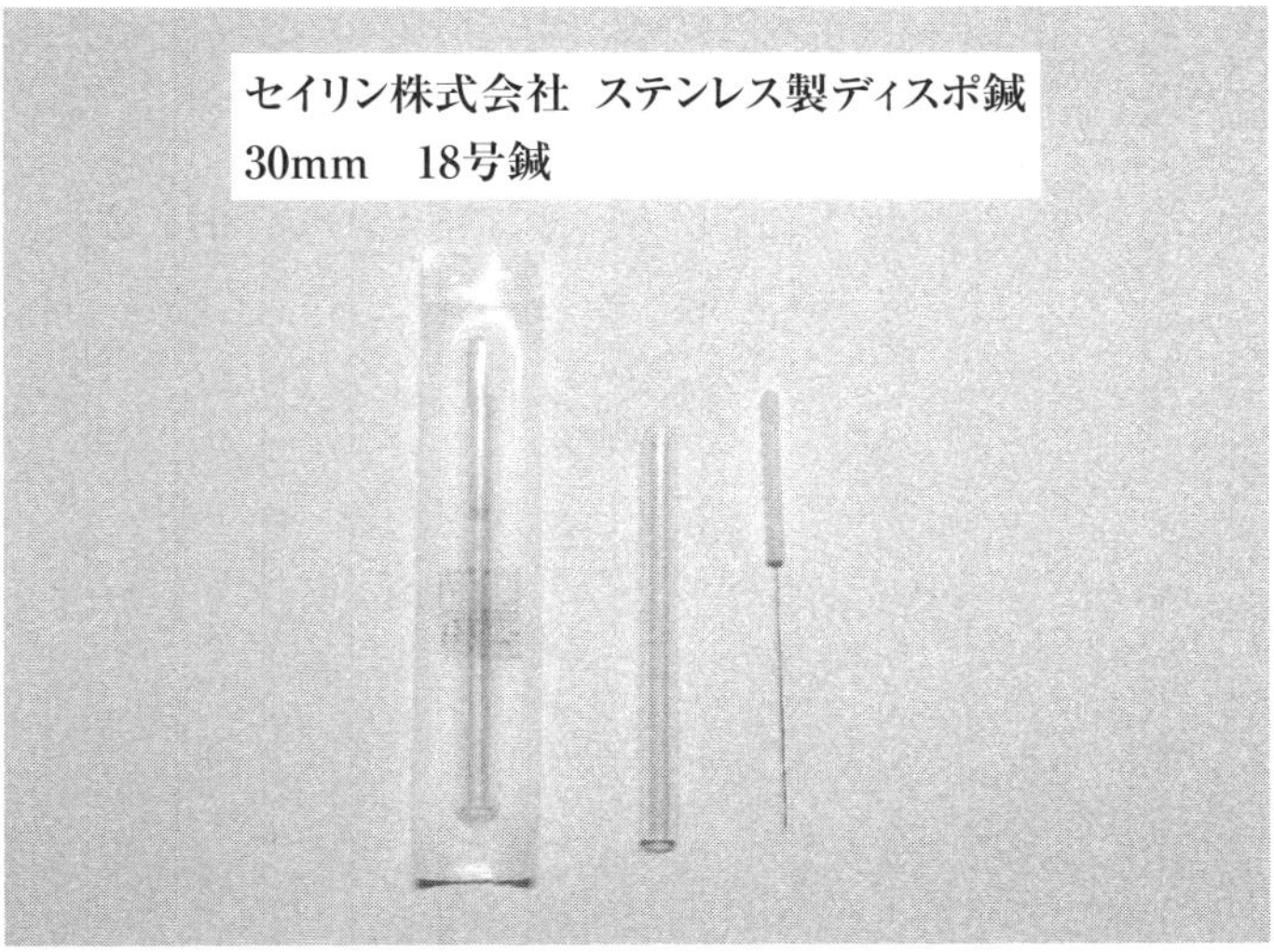

セイリン株式会社　ステンレス製ディスポ鍼
30mm　18号鍼

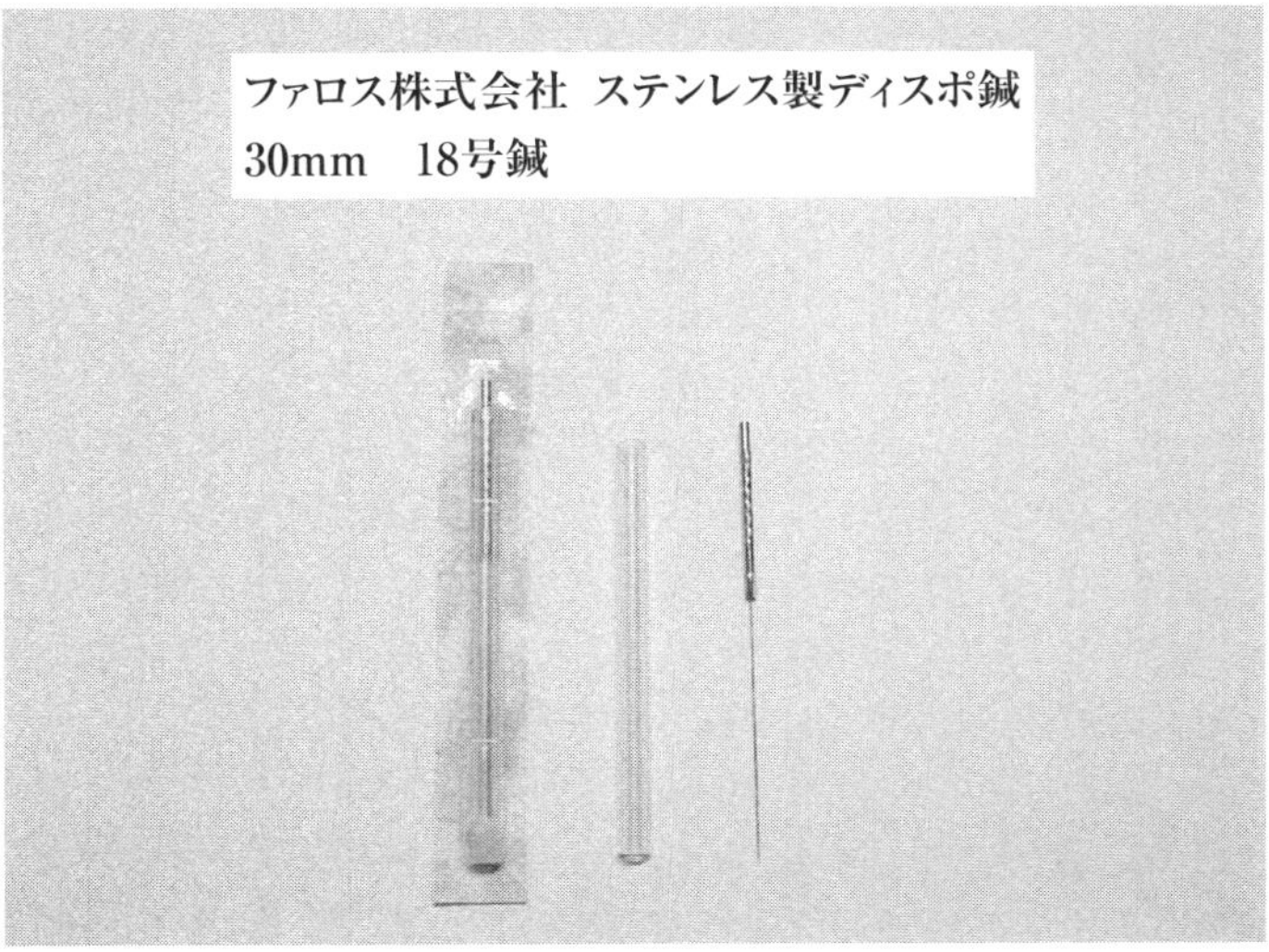

ファロス株式会社　ステンレス製ディスポ鍼
30mm　18号鍼

東洋医学研究所®における鍼治療には三種類の異なるアプローチがあります。

①太極療法

黒野式全身調整基本穴による全身の調整によって、健康維持・疾病予防のほか、疾病の進行を遅らせたり、完治へ導いたりすることで早期の社会復帰を図ります。

②局所療法

患者を悩ませている局所の症状の改善を目的として、主に患部の周辺に鍼治療を行ないます。太極療法によって自然治癒力が高められた上でこの局所療法を行なうことにより、症状の速やかな解消を図ります。

③随証療法

証とは四診によって導かれる鍼灸医学における診断名のことであり、陰陽・虚実・気血などの視点から病の状態をとらえたものです。随証療法では、伝統的な鍼灸医学の考え方に基づいたツボの選択によって証の改善を図ります。

当研究所では、鍼治療の作用をより高めるために超音波治療も併用しています。それら各アプローチの総合的な相乗作用によって、恒常性維持機構・免疫系維持機構・自然治癒機構の変調を正し、健康維持と病気の予防・治療を実現するのです。

◆鍼治療の刺激量と刺激時間について

太極療法では全身のバランスをとるために黒野式全身調整基本穴のすべてに鍼を施しますが、その際に重要なのは、患者の病態に応じて刺激の量・質を変えるということです。そのような調整を伝統的な鍼灸医学では「補瀉《ほしゃ》」と呼んでいます。「補」とは弱いものを強めること、「瀉」とは強すぎるものを適度に弱めることを意味しており、的確に補瀉を行なうことで統合的制御機構を調整するのです。

では、補と瀉の適切な刺激量はどれくらいでしょうか。

鍼刺激の強さについて20グラムと60グラムで比較したところ、20グラムでは複数回刺激を繰り返してもほぼ一定の反応が得られるのに対し、60グラムでは回を重ねるほどに反応が低下するということが実験で確認されました。そのことから、当研究所の鍼治療では、20グラムを基準としてその前後で強弱を微調整しています。

これは簡単なようですが、熟練を要する高度な技術です。さらに、同じ患者でも日によって、あるいは鍼を施す箇所によって強弱を微調整する必要があります。そこで、当研究所の鍼治療では、ツボに刺し、反応を得たら鍼をすぐに抜くようにしています。

鍼刺激の強さに対するポリモーダル受容器の反応

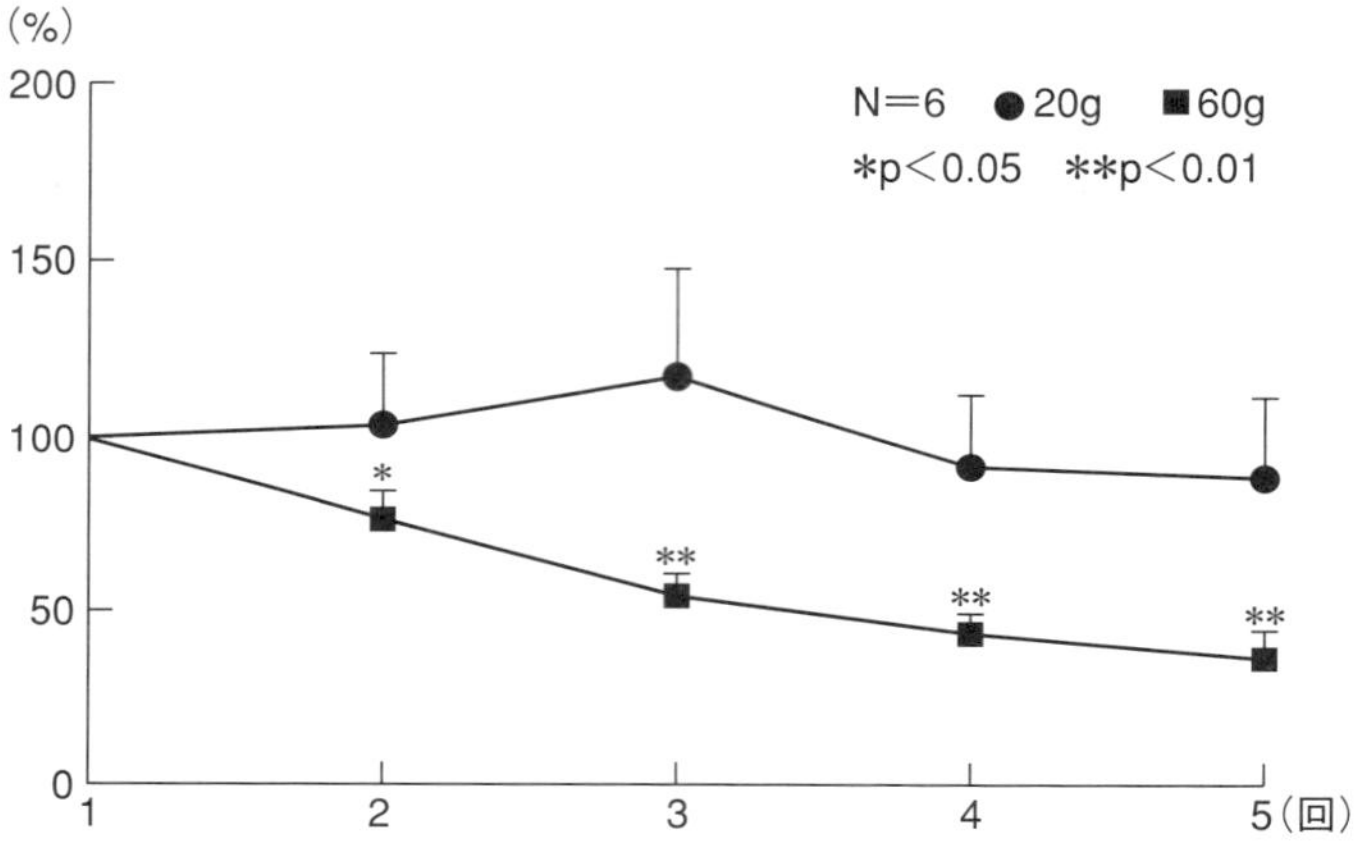

鍼刺激の時間別のポリモーダル受容器の反応

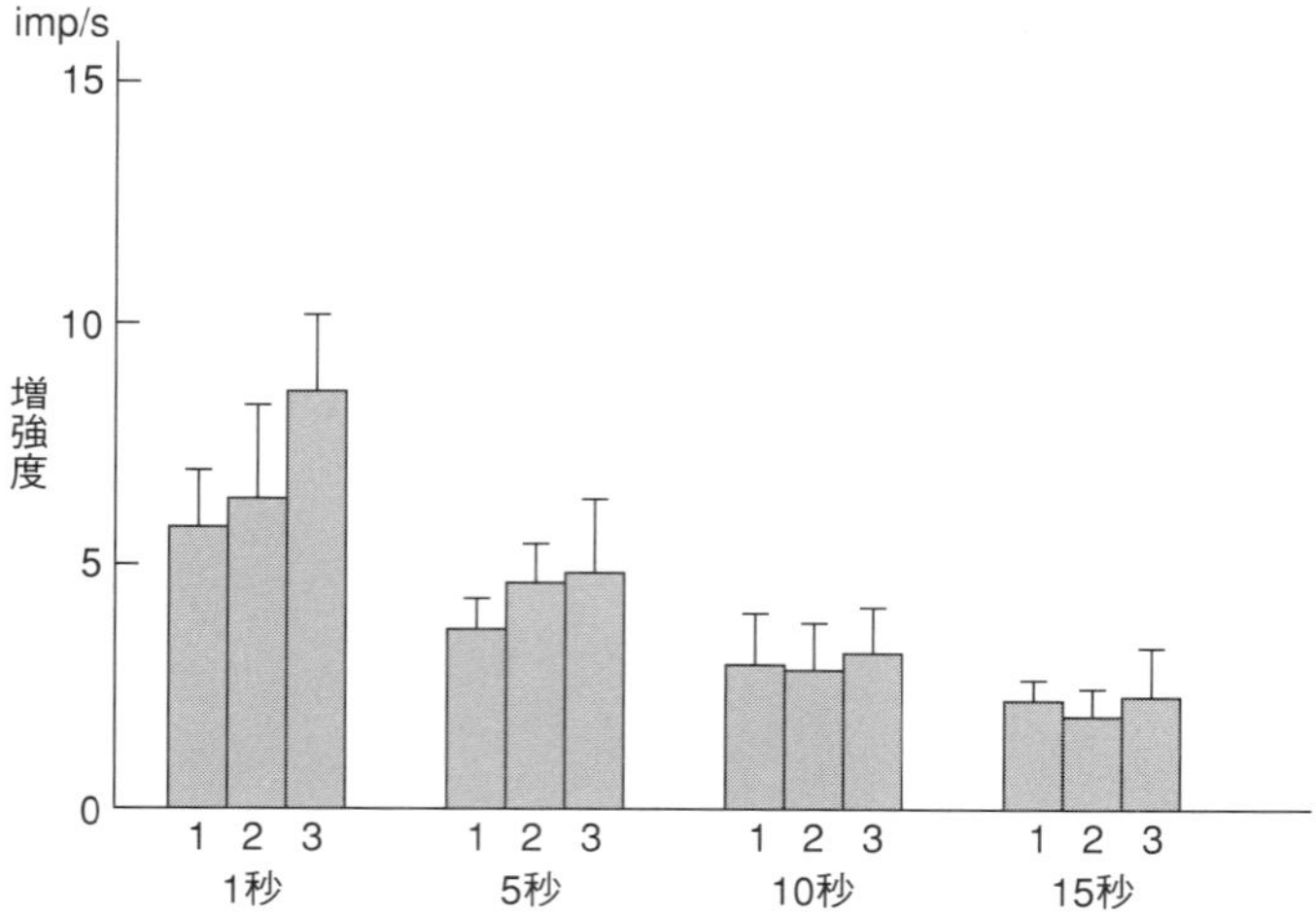

3 太極療法の実際（その2）

◆適切な治療頻度を実験で証明

東洋医学研究所®では、治療を受ける頻度として週2回以上で、中2日以上空けないということを原則としています。それは、前回の鍼治療による刺激の反応が残っているうちに次の治療を行なうことで、刺激が重なり合ってより大きな治療成果が得られるからです。そのような、刺激の重なり合いによる治療成果の向上を「加重現象」と呼びますが、2日以上の間隔が空いてしまうと、前回の鍼治療の刺激は消えてしまい加重現象は起こりません。そのこともまた実験で証明されています。

71ページで紹介した実験の予備実験のとき、月曜日に被験者になった人に同じ週の水曜日にも再度被験者になってもらったところ、前回の鍼治療の刺激が残っていて正しい反応が得られなかったことがあります。それがきっかけで、その後、実験方法を再検討した結果、2日後では刺激が残っており、4日後には刺激が残っていないということが分かりました。

このことから、実験の場においては各回の刺激が混じらないように、中3日以上の間隔を空ける必要性があり、一方、鍼治療においてはその逆に各回の刺激を重ねて加重現象を起こすために、中2日以上の治療間隔を空けてはならないということが明らかになったのです。

◆超音波治療の高い有効率

東洋医学研究所®では、より高い鎮痛作用を得るために鍼治療と超音波治療を併用しています。その有効性について、昭和48年に初めて私が発表した論文から簡単に説明しましょう。

調査対象は1649名。客観性を保つためにまず医師の診断を受けてもらい、その後、鍼と超音波の併用治療を1クール7回として、1～2クールごとに医師の診察を受けてもらいました。

その診察結果を、「著効」「有効」「比較的有効」「やや有効」「無効」の5段階に振り分け、疾患分類ごとに集計したものが左の表です。

著効（＋＋＋）は、1～7回の治療で訴えの大部分が消失し、14回以内の治療で完全に

鍼と超音波の併用治療の有効率

	+++	++	+	±	−	計	有効率（%）
坐骨神経痛	28	2	5	3	5	43	88.4
肋間神経痛	14	2	2	0	3	21	85.7
上腕神経痛	20	6	1	2	3	32	90.6
三叉神経痛	9	3	0	1	2	15	86.7
リウマチ性疼痛	30	6	1	5	5	47	89.4
腰痛症	230	15	8	10	8	271	97.0
背痛症	74	13	5	14	16	122	86.9
頭痛症	9	1	0	5	1	16	93.8
頚肩腕症候群	175	17	10	10	11	223	95.1
肩関節周囲炎	55	24	20	13	2	114	98.2
その他の関節炎	69	18	7	9	16	119	86.6
落枕	97	7	5	8	4	121	96.7
肩凝り症	66	7	3	4	6	86	93.0
むち打ち症	49	16	10	16	15	106	85.8
自律神経失調症	59	26	8	14	18	125	85.6
胃腸疾患	124	18	13	15	18	188	90.4
計	1108	181	98	129	133	1649	91.9

治癒したもの。有効（＋＋）は、14回以内の治療で訴えの大部分が消失し、21回以内の治療で全治したもの。比較的有効（＋）は、治療により症状は軽減するが治療を中止すれば、またもとに戻りやすいもの、および症状の範囲は縮小するが一部に症状が残るもの。やや有効（±）は、症状がわずかに軽減するもの。無効（－）は、21回以上の治療で治療前となんら変化のないもの……をそれぞれ意味しています。

結果を見ると分かるように、いずれの疾患においても高い有効率であり、総計で91・9％という有効率に達したことは特筆に値します。なお、初回の治療から効果が現れることが多かったことも付け加えておきましょう。

4 子どもにも鍼治療は有効

◆鍼を刺さない小児鍼

乳幼児は自分の意思を言葉で伝えることができないので、空腹時やオシメを取り替えてほしいとき、眠いとき、痛いときなどはそれを知らせるために泣きます。しかし、思ったことが親へ十分に伝わらない場合、そのストレスが、奇声・不機嫌・不眠・夜泣き・むず

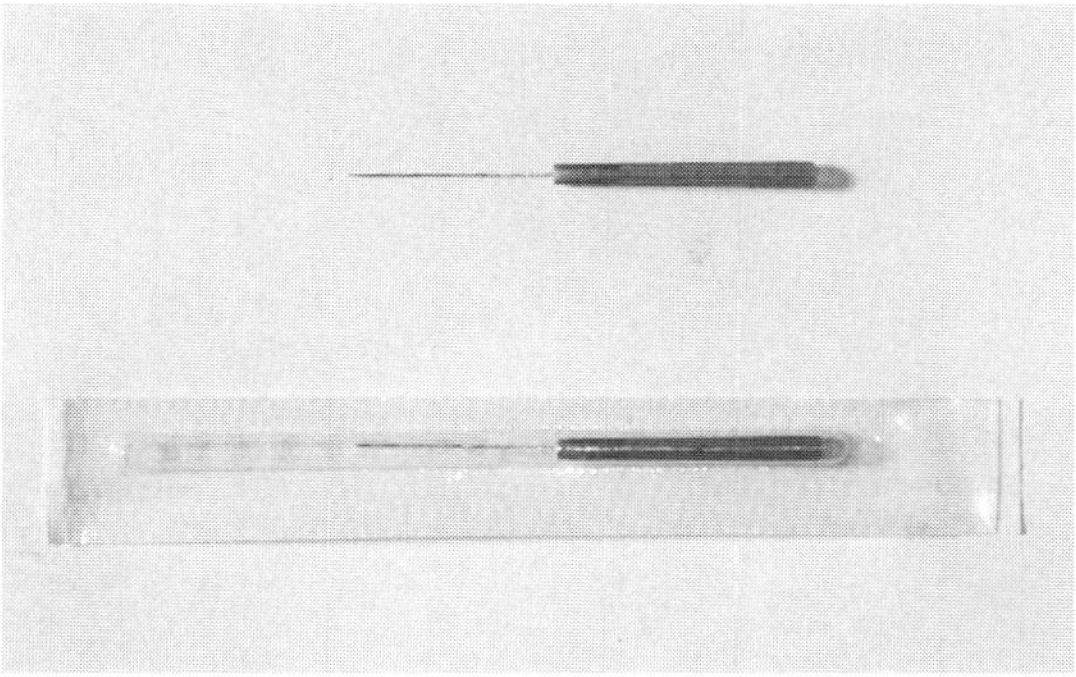
小児鍼

かり・噛み付くなどの症状として現れることがあるのです。
それらは離乳期前後に多い小児神経症であり、一般的に「疳の虫（疳虫症）」と呼ばれています。また、そのほかにも、風邪をひきやすい・夜尿症（おねしょ）・下痢・便秘・熱が出る・食欲がないなどの症状が子どもには多く、近年では、アレルギー性疾患（アトピー性皮膚炎・小児ぜんそく・アレルギー性鼻炎・食物アレルギー・花粉症）の増加が社会問題となっています。
東洋医学研究所®では、それらの子どもの症状に対して「小児鍼」という鍼を刺さないやり方の治療を施し、これまでに優れた成果を上げてきています。

その治療では、髪の毛程度の太さの鍼で全身の皮膚をさすったり接触させたりして、その優しい刺激によって統合的制御機構のバランスを図り、自然治癒力を引き出し、さらに、鍼灸医学の観点から、健やかな成長のための生活習慣の指導も併せて行ないます。

◆アレルギー性疾患への小児鍼の成果

国民の3人に1人が何らかのアレルギー症状を抱えているという現状を踏まえ、東洋医学研究所®では平成15年にアレルギー疾患班を発足。小児と成人をともに対象とした「第一回アレルギー調査」を行ないました。

小児の部における調査対象は、昭和56年5月～平成15年10月の間に当研究所グループに来院して小児鍼を受けた8歳以下の患者のうち、調査が可能だった85例です。

まず、アレルギー性疾患以外の訴えで来院した患者における疾患別の改善人数を集計したところ、改善率82・3％という高い数値を示していました。次にアレルギー性疾患における疾患別の改善人数を集計したところ、こちらもやはり、86・8％という高い成績となりました。

さらに、初診時の年齢別で有効性の集計を取り直したところ、0～3歳児のグループで

アレルギー疾患以外の主訴改善人数

アレルギー疾患以外の症状を主訴とした患者さんの改善人数。

主　訴	例数	改善人数
風邪症状	10	10
夜泣き・寝つきが悪い	8	7
疳の虫	6	6
熱が下がらない	4	4
難聴	4	2
体を丈夫にしたい	3	2
情緒不安定・無気力	3	1
湿疹	2	2
食欲がない	2	2

主　訴	例数	改善人数
複雑骨折後遺症	1	1
便秘	1	1
夜尿症	1	1
中耳炎	1	1
首の寝違い	1	1
調子が悪い	1	1
斜視	1	0
身長を伸ばしたい	1	0
視力低下	1	0

改善率82.3%

アレルギー疾患の改善率

アレルギー疾患のうちわけと、人数および改善率。

アレルギー疾患	例数	改善人数	改善率（%）
アトピー性皮膚炎	13	11	84.6
小児喘息	13	10	76.9
鼻炎	4	4	100
食物アレルギー＋アトピー性皮膚炎	3	2	66.7
花粉症	2	2	100
アトピー性皮膚炎＋喘息	2	2	100
アレルギー疾患	38	33	86.8

95・7％と高い数値を示し、治療期間別では1年以上のグループで90・2％という高い数値を示したのです。

これらの結果から、鍼治療を開始する年齢が3歳以下であること、ならびに1年以上治療を継続することが小児鍼の有効性を高めるということが明らかになりました。

また、主な訴えのほかにも、風邪をひきにくくなった・丈夫になった・元気になった・食欲が出た・よく眠れるようになった……など、体に良い変化が見られることが明らかになったのです。

小児期のうちは、何らかの症状が出ても、安易に薬を使用することには戸惑いがあるでしょう。そこで、薬と違って副作用がなく、その後の成長にも良い影響を与え、体質改善にもつながる小児鍼をぜひお勧めしたいと思います。

5 東洋医学研究所®グループについて

◆全日本鍼灸学会の認定制度

社団法人全日本鍼灸学会では、鍼灸師の学術と資質のレベルアップを生涯にわたって図るために平成11年度から「学会認定制度」を発足させました。

これは、鍼灸学校を卒業後、学会への参加や研究発表、講習会での勉強や臨床報告などで一定の履修基準を満たし、試験に合格した後、認定委員会における判定を経て認定証が与えられるという仕組みになっており、5年ごとに更新されるため、認定証を失いたくなければ生涯学び続ける必要があるというものです。

国家資格としての鍼灸師（はり師・きゅう師）の資格とは違い、この認定を持たないからといって鍼灸師として活動できないわけではありません。しかし、皆さんが最寄りの鍼灸院で治療を受ける際には、尋ねにくいかもしれませんが、事前に電話などでその認定証の有無を確認されることをお勧めしたいと思います。

なぜなら、この認定証を取得している先生ならば、鍼灸師として一定のレベルに達しているといえるからです。逆に言えば、認定証がない先生については、学術と資質のレベルについて確かなことは何もいえないということになります。

なお、われわれ東洋医学研究所®グループの鍼灸師は、その全員が全日本鍼灸学会の認定を受け、学術と資質の両面においてたゆまぬレベルアップを図っています。

もっとも、認定証がないからといってその鍼灸師の技術が未熟であると言い切れないのも事実です。例えば、すでに行きつけになっている鍼灸院に認定証が掲げられていなかったとしても、痛さを我慢しなければならないような治療でなく、さらに一定の治療成果があがっているならそのまま通い続けてもいいでしょう。

鍼治療は癒しの技術ですから、鍼を施すことで心地良くなって眠くなったり、すっきりと楽な気分になったりするのが本当です。その逆に、痛みを我慢しなければならないような治療では癒しどころかストレスがたまってしまいます。

痛い鍼を時間をかけて施すような鍼灸師は、そのような体の仕組みが分かっていないということになります。強すぎる刺激は神経を鈍感にさせてしまい、かえって鍼治療が効きにくい体にしてしまうのです。

◆技術・技能は一朝一夕《いっちょういっせき》には育たない

ただし、弱刺激であれば誰が鍼を施してもいいというわけではありません。やはり、長年技術を磨いてきた人とそうでない人との間には大きな隔たりがあるものです。

119ページのグラフは鍼を刺す強さがどう変化するかを示したものです。

これを見ると私が行なったものは3回とも安定してほぼ同じラインとなりますが、東洋医学研究所®の研修鍼灸師（国家試験に合格し、はり師・きゅう師の資格を有し、4〜5年経過した人）の場合はバラバラとして安定していません。これでは刺激量が一定でなく、105ページで触れた補瀉の調整もおぼつかないということになります。

ところが、私の弟子の中でも熟練した人の場合は全員がほぼ同じように鍼を扱うことができるのです。120ページのグラフは鍼を刺す強さの変化を比較したものですが、ほぼ同じラインに重なることが分かります。その一方で研修鍼灸師の人たちの場合は、やはりバラバラとしています。

すべての方に安心して鍼治療を受けていただくために、東洋医学研究所®では技能と技術を高め、さらにそれを理論的に裏付けるための知識を学ぶことを重視しています。しかし、それ以上に大切なのは人間性を高めるということ。世の人々の役に立ちたいという慈愛の気持ちがなければ、技能も技術も本当には育ってこないと私は考えます。

実験の概要と実験装置

まず刺し手に焦点をあて、切皮時や鍼刺入後の手技時に、鍼にどのような力が働いているかを測定する。その目的は次の二点である。

①熟練者・研修生から素人まで、技術的に様々なレベルの人のデータを取得・比較分析することによって、熟練者の施術に見られる数値的な特徴を探索する。

②刺し手の訓練が定量的に行なえるシュミレーター（装置）を構築する際に、①で得られた特徴を施術の正誤判定基準に用いる。

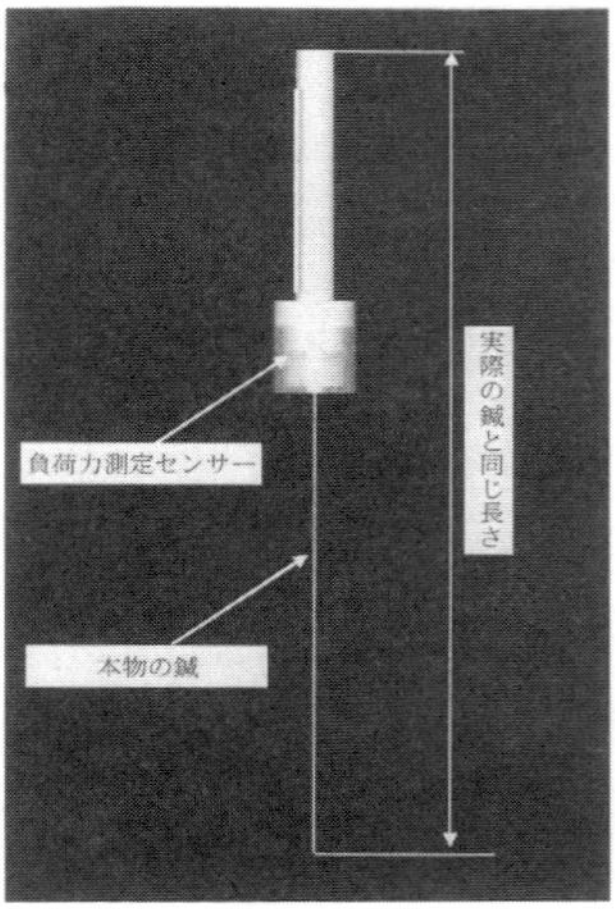

実験装置

切皮と刺入のグラフ

実験日　平成17年12月23日
被験者　12名

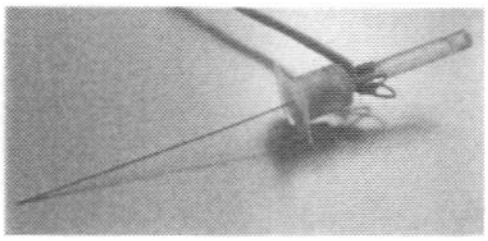

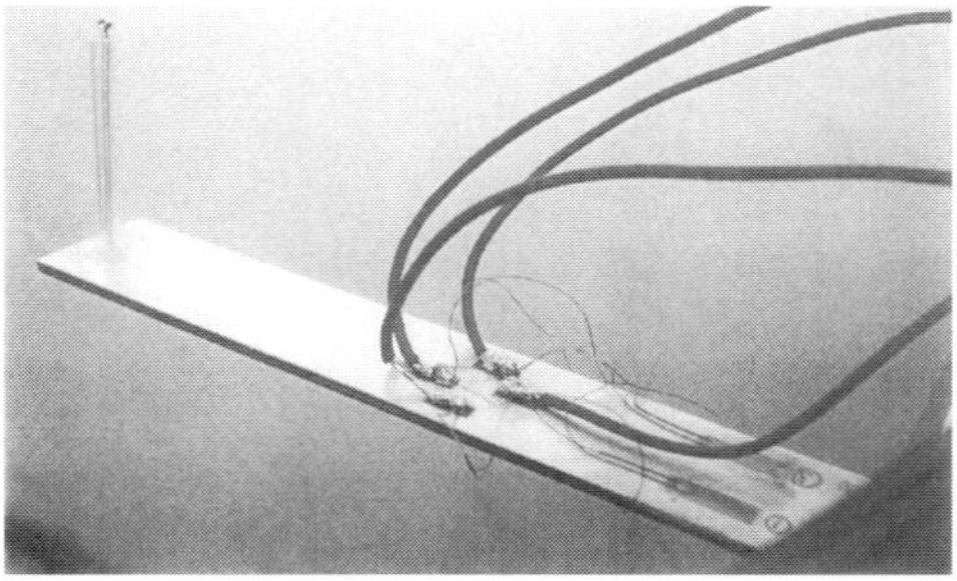

実験装置

●鍼を刺す強さの変化を比較

黒野保三（刺入）

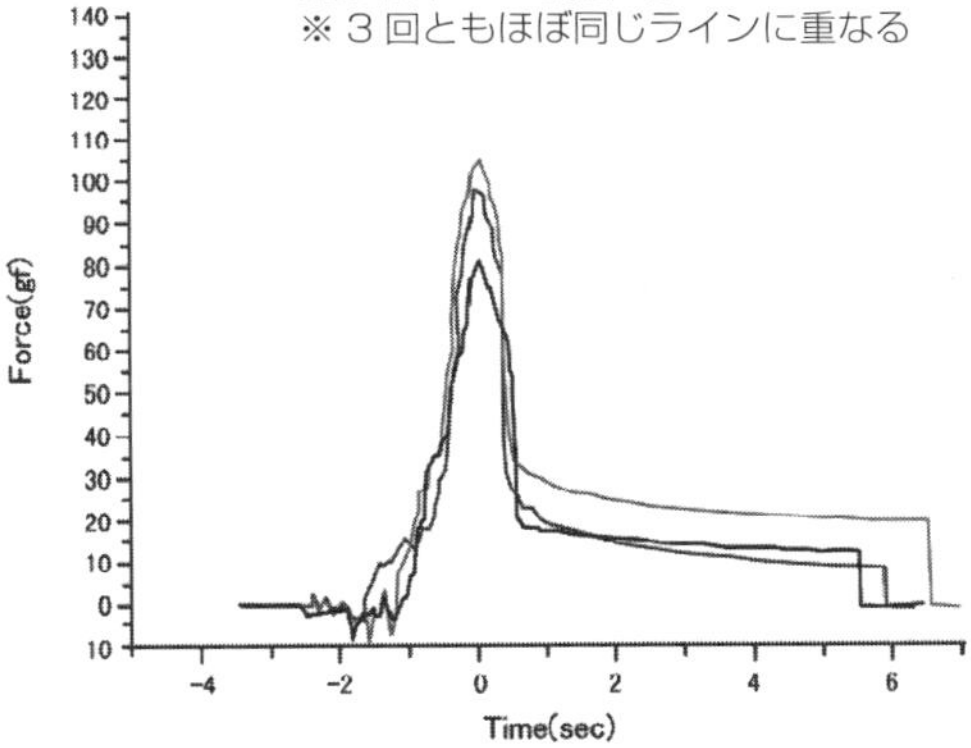

研修鍼灸師（刺入）

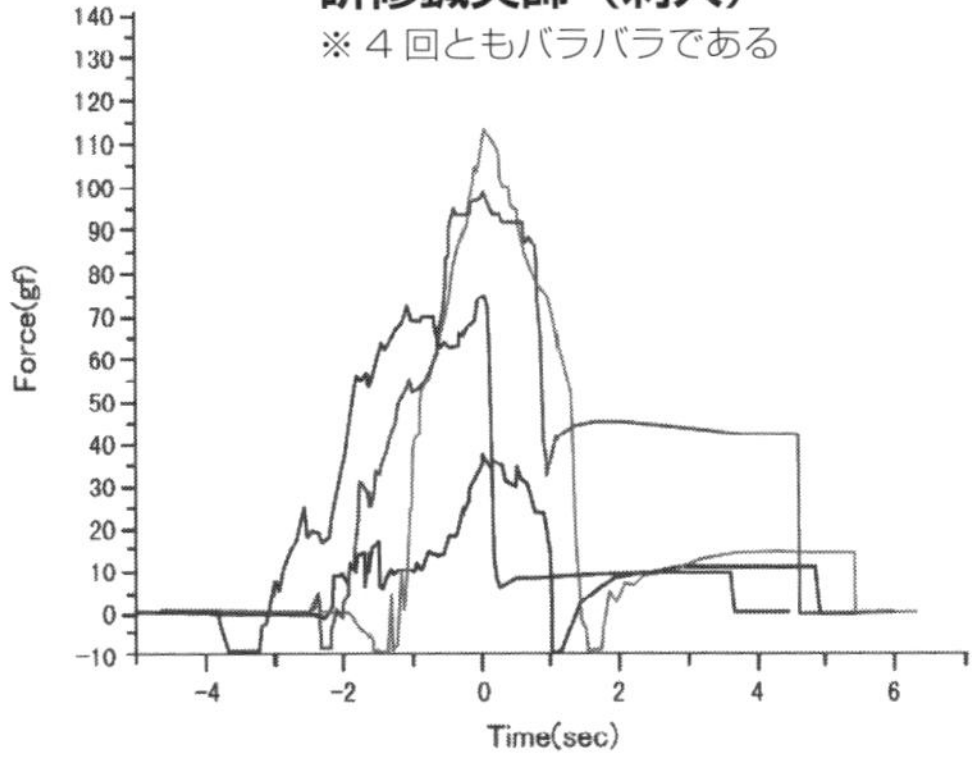

●熟練者と研修鍼灸師の波形の違い

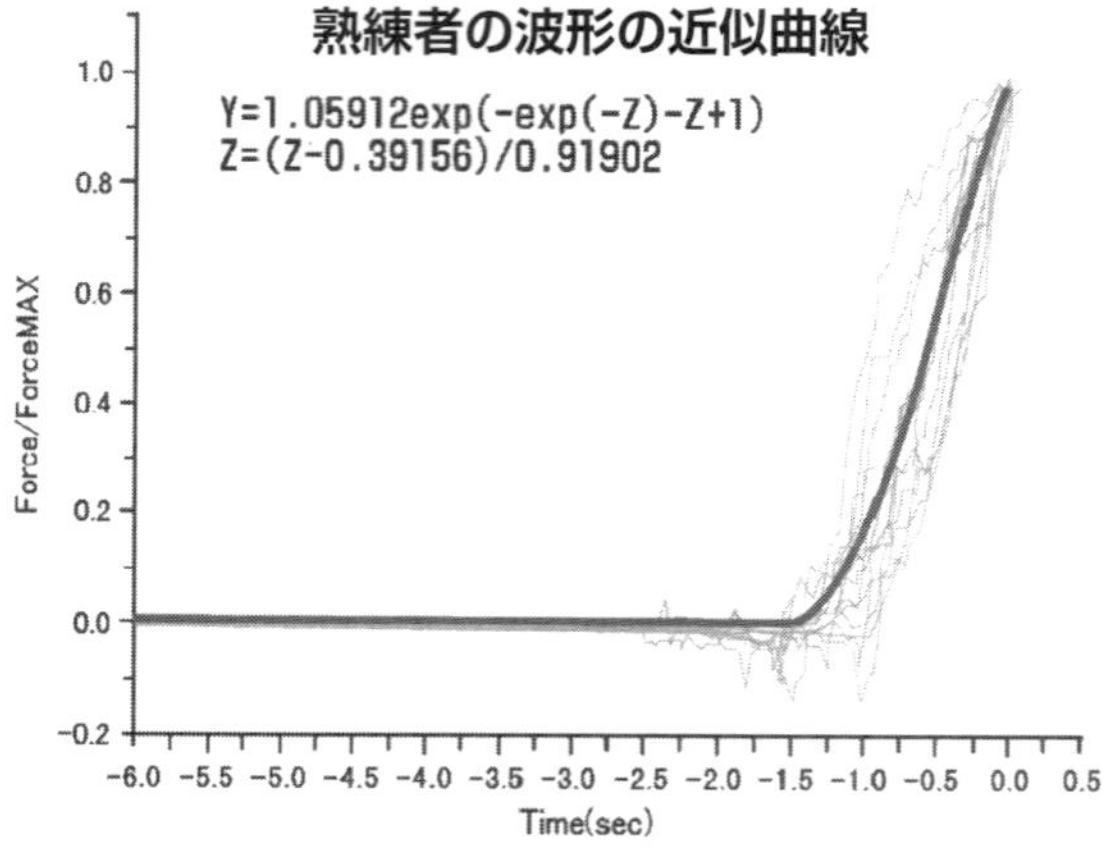

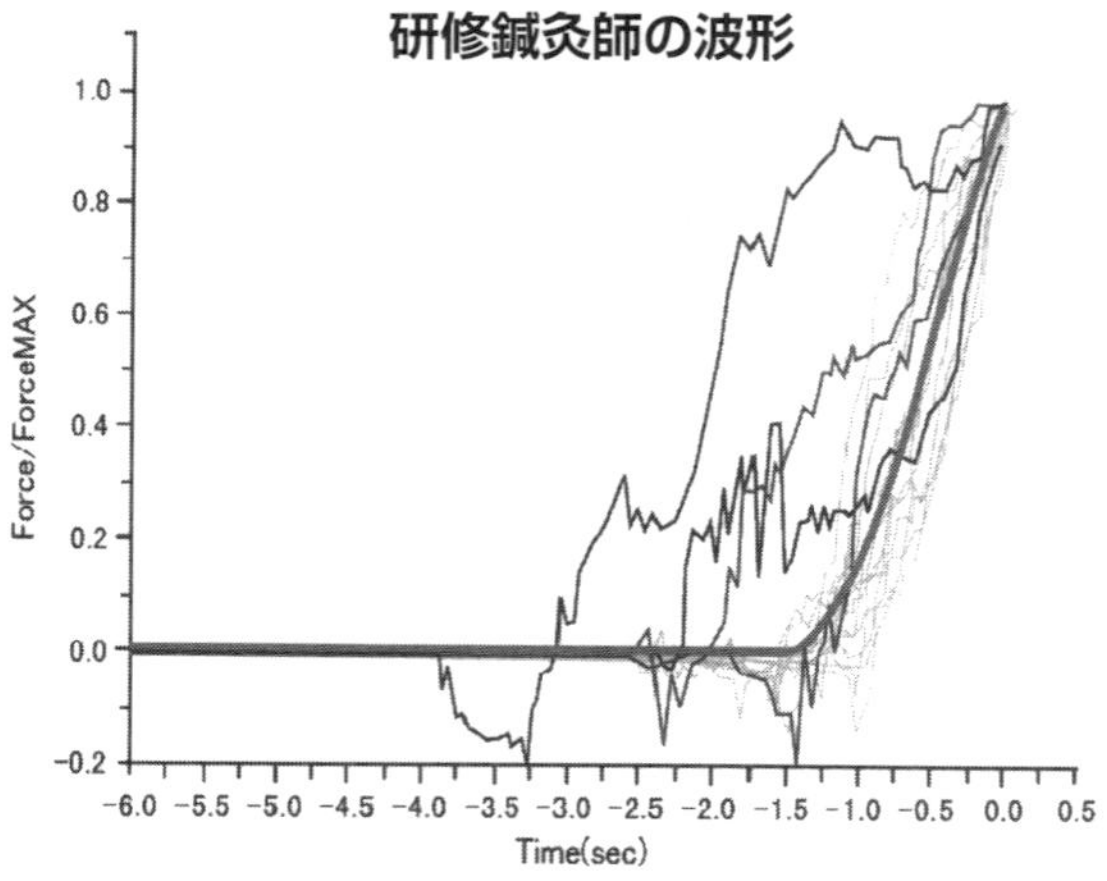

鍼治療Q&A

ここでは、これまで問い合わせのあった質問の中から、特に多かったものについてお答えします。

Q　鍼ってどんなもの？　痛くありませんか？

A　鍼の太さは0・18〜0・20㎜です。これは髪の太さと同じくらいだと考えていただいていいと思います。東洋医学研究所®グループの鍼灸師は、痛みを与えることなく刺せる技術を習得しているので痛くありません。

また、一人一人の方に、滅菌された使い捨ての新品の鍼（エチレンオキサイドガス滅菌済ステンレス製ディスポーザブル鍼）を使用しているため、エイズや肝炎などの感染の心配は一切ありません。

Q　鍼に副作用はありませんか？

A　治療方法として鍼の最も優れている点の一つに「副作用がないこと」が挙げられます。

安心して治療を受けてください。

Q　鍼治療に健康保険は使用できますか？

A　医師の同意書が必要であるなど一部条件がつきますが、健康保険を使うことは可能です。詳しくは、お気軽にお問い合わせください。

Q　治療時間はどれくらいかかりますか？

A　約15分です。ただし、初めて来院される方には詳しくお話を聞かせていただいたうえで簡単な検査を行なうので、約30〜40分と考えてください。

Q　治療間隔はどのくらいが良いのですか？

A　東洋医学研究所®の基礎・臨床の研究結果から、症状の改善を目的とする時はなるべく等間隔で週2回以上の治療が最も効果的です。症状の強い時は、なるべく治療間隔を詰めた方が早く良くなります。

Q　子どもにも鍼は良いのでしょうか？

A　子どもへの鍼治療はとても効果があります。夜泣き・疳の虫・夜尿症などの疾患や、健康管理のために、生まれて間もないころから治療を受けている子どももたくさんいます。

大人の鍼治療とは違って刺すことはしません。鍼で皮膚をさするようにして治療するのでとても気持ちのいいものです。詳しくは110ページ以下を参照してください。

Q　現在の自分の健康状態を知りたいのですが？

A　ぜひ、182ページ以下の健康チェック表をつけてみてください。

Q　明らかな病気がないのですが、鍼を受けることができますか？

A　病院での検査では何も異常が見つからないのに、さまざまなつらい症状で悩んでいる方はたくさんいます。このような場合に鍼治療は最も効果的です。具体的な鍼治療の症例については、第5章で紹介しています。

疾病の予防こそが鍼灸師の第一義的使命であり、病気の治療は第二義的使命と考えています。そこで東洋医学研究所®グループでは「健康管理の鍼治療」を提案し、皆さんの健康維持のお手伝いをしています。

Q　鍼治療を避けたほうが良い時はありますか？

A　特にないと考えてください。妊娠中や風邪で微熱のあるときなど心配される方もいますが、そういうときこそ安産のためや、体力強壮のために鍼治療を受けられるといいでしょう。

Q　鍼で医療事故が起きることはありますか？

A 東洋医学研究所®グループではまったく医療事故は起きていません。

Q 鍼灸師とは？

A 大学に入学できる者で、養成施設（大学・短期大学・専門学校）で知識・技能を修得し、厚生労働大臣の行なう国家試験に合格した者です。

Q 認定証保持者って？

A 認定証とは、社団法人全日本鍼灸学会に5年以上所属し、積極的に研究活動や生涯教育学習の研鑽に励んだ実績など、学会の規定する一定の学術水準を満たしているかどうかを学術経験者で構成する認定委員会が審査し、認められた人に授与される証です。

なお、東洋医学研究所®グループの先生方は全員認定証保持者です。

第 4 章

太極療法の効果を実証する

太極療法の効果を実証する
多種多様な実験・研究の結果を
ここで紹介しましょう

1 高血圧症への太極療法の効果

◆高血圧は多様な疾患のリスクを高める

日本人の三大死因のうちの二つである心臓病と脳卒中における重大な危険因子が高血圧です。高血圧症患者は年々増加の一途をたどり、鍼灸院を訪れる患者における比率も増加傾向にあると思われます。

予防医学の観点からすると、高血圧状態の緩和はさまざまな疾患のリスクを減らすことから、健康と長寿には欠かせない要素だといえるでしょう。

鍼灸医学がそれにどう寄与できるのかを明確にするために、東洋医学研究所®ではこれまで数回にわたって高血圧症への鍼治療の有効性について調査研究を行なってきました。

【調査研究：高血圧患者に対する鍼治療の検討】

１９８７年８月～１９９２年12月の約５年間に東洋医学研究財団付属鍼灸院に来院した患者に対し、主訴（主な症状の訴え）の種類にかかわらず治療前に血圧測定を行ない、そ

WHOおよびISHの血圧分類（1999年）

（上腕における聴診法での測定）

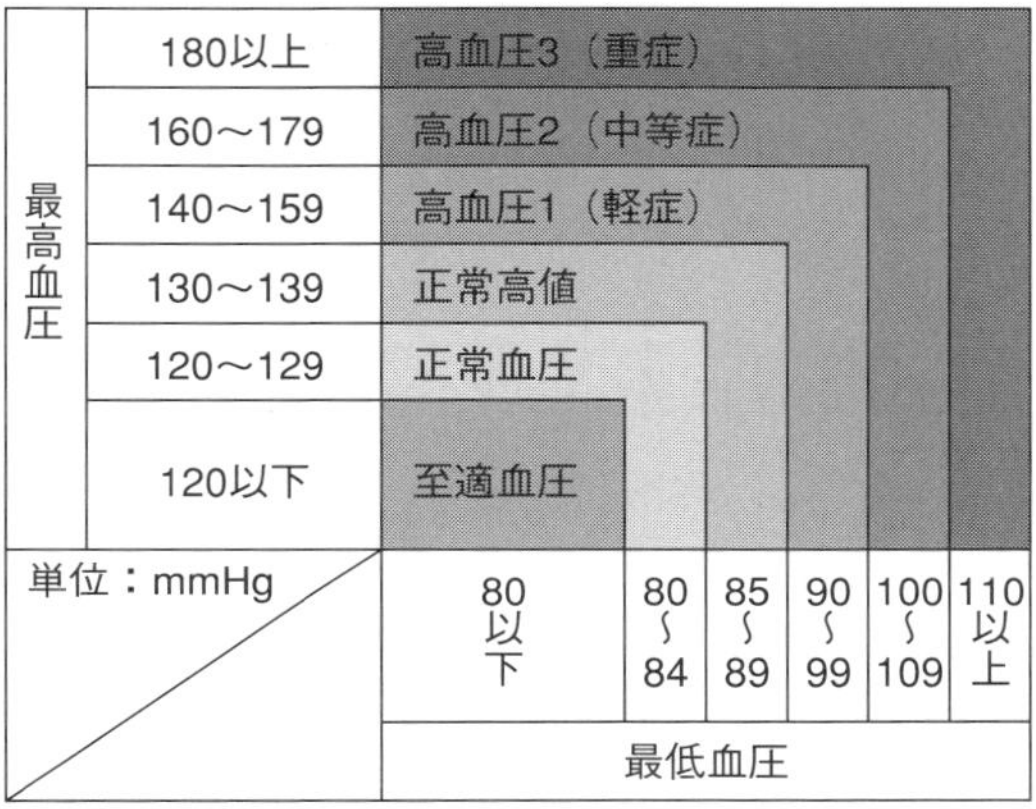

の血圧値をＷＨＯ（世界保健機関）の血圧分類で「境界域（高血圧になりかけている段階）」「高血圧領域」に分類しました。

このうち、今回は収縮期血圧と拡張期血圧の境界域を検討対象とします。

統合的制御機構の活性化と主訴の改善を目的とした太極療法としての鍼治療を行ない、黒野式全身調整基本穴のほか、必要に応じて脈診による随証療法や症状に従った局所療法を行ないました。使用鍼は30㎜18号ステンレス製ディスポ鍼で単刺術（鍼を抜いてすぐに抜く手法）を行ない、治療頻度が週2回以上で1クール（治療回数7回）以上受診した患者に対して検討を行ないます。

統計では、まずコロトコフ第3音時の血圧

収縮期血圧の変化（100mmHg 以上）

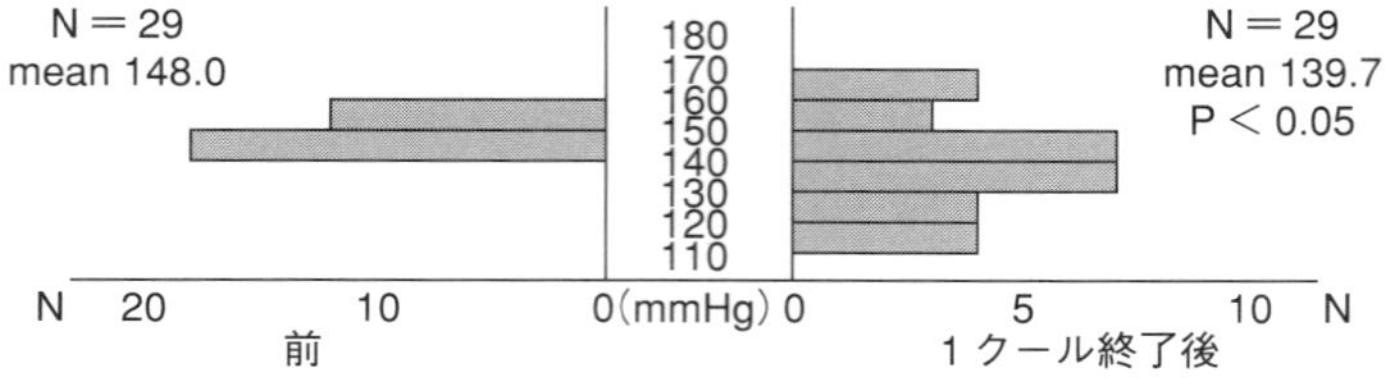

拡張期血圧の変化（105mmHg 未満）

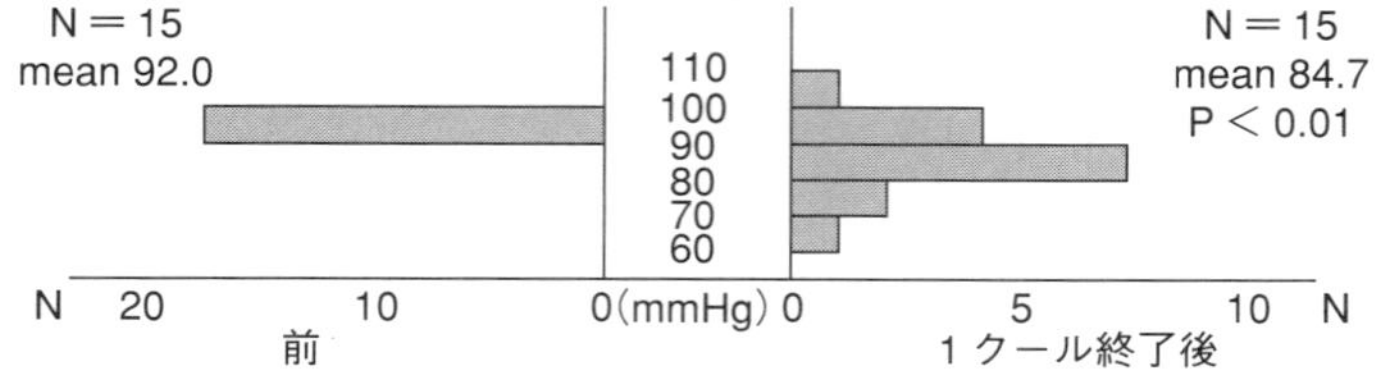

（血圧計の聴診器の音がある一定の音色に変わる時点の血圧値）を目安に、境界域血圧の患者をいくつかのグループに振り分けます。そして、各グループごとに、治療前の血圧値と１クール終了後（８回目治療前）の血圧値を比較したところ、収縮期血圧ではコロトコフ第３音時の血圧が１００〜１１０㎜Hgのグループにおいて、拡張期血圧ではコロトコフ第３音時の血圧が１０５㎜Hg未満のグループにおいて、それぞれ有意な血圧改善効果が確認されました。

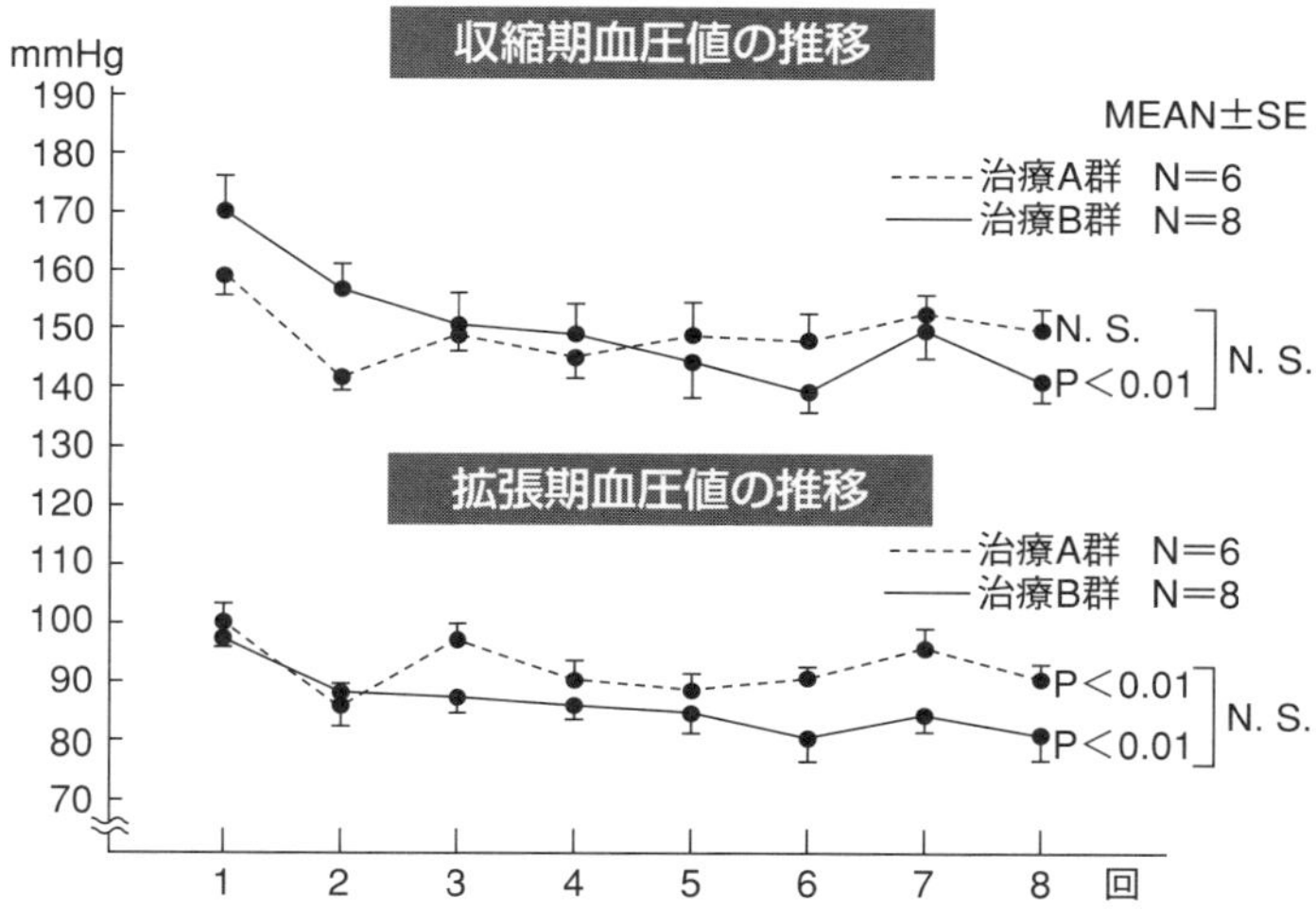

【臨床研究：高血圧に対する足三里刺鍼の有効性について】

１９９７年６月～１９９８年６月の間に最低８回以上鍼治療を行なった患者のうち、治療前に行なった血圧測定において、３回目来院時までの３回の測定値が高血圧基準を満たした患者を対象としました。

今回は足三里《あしのさんり》というツボの高血圧への有効性の検証が目的なので、「太極療法＋足三里への鍼治療」のグループ（Ａ群）と「太極療法のみ」のグループ（Ｂ群）にランダム（無作為）に振り分けて治療を進めていきます。

結果は、収縮期血圧ではＡ群には有意な変化がなく、Ｂ群は有意に低下。拡張期血圧ではA・B群ともに有意な低下が見られるというものでした。A・B群ともに血圧改善効果が確認されましたが、太極療法だけでも効果があることから足三里単独での作用は確認できませんでした。

2 糖尿病への太極療法の効果

◆鍼による副作用のない糖尿病治療

糖尿病治療には、一次予防（糖尿病の発症を予防する）と二次予防（糖尿病の合併症を予防する）、および三次予防（合併症を管理して、重篤な臓器障害の状態または死に至らないよう予防する）があります。

食事療法や運動療法が根本治療であり、西洋医学の分野では経口血糖降下剤やインスリン療法などの薬物療法以外に治療法はありません。

東洋医学研究所®でこれまでに行なってきた糖尿病に対する鍼治療の研究では、鍼治療による副作用などの悪影響が見られたことが全くなく、糖尿病に対する鍼治療の有効性を見出すことができました。

【基礎研究：ストレプトゾトシン糖尿病ラットに対する鍼治療の効果】

鍼治療の糖尿病への有効性について検討するため、糖尿病のラットに対して鍼治療を行ない、空腹時血糖値、および体重の変化について検討しました。

なお、糖尿病には多くの型があり、その病状も多種多様です。この実験ではストレプトゾトシンという物質の投与によって糖尿病ラットを人工的に作り出しますが、その場合の糖尿病はインスリン依存型と言われています。

実験では、「コントロール（基準となる何も処置をしないラット）群」と、「糖尿病群」と、「糖尿病＋鍼治療群」の三つのグループに最初に分け、飼料と水を自由に与えて飼育し、ストレプトゾトシン投与後6日目から週2回のペースで鍼治療を行ないます。

治療方法は、中脘《ちゅうかん》・天枢《てんすう》・気海《きかい》・脾兪《ひゆ》・三焦兪《さんしょうゆ》・腎兪《じんゆ》に相当する箇所へ15㎜24号ステンレス鍼を使用し単刺術を浅く施します。

なお、使用ツボのうち三焦兪以外は、太極療法に用いる黒野式全身調整基本穴に属しています。13種のツボすべてを使わないのはラットの体の小ささを考慮して、刺激量を低く抑えるためです。

ラットのツボ

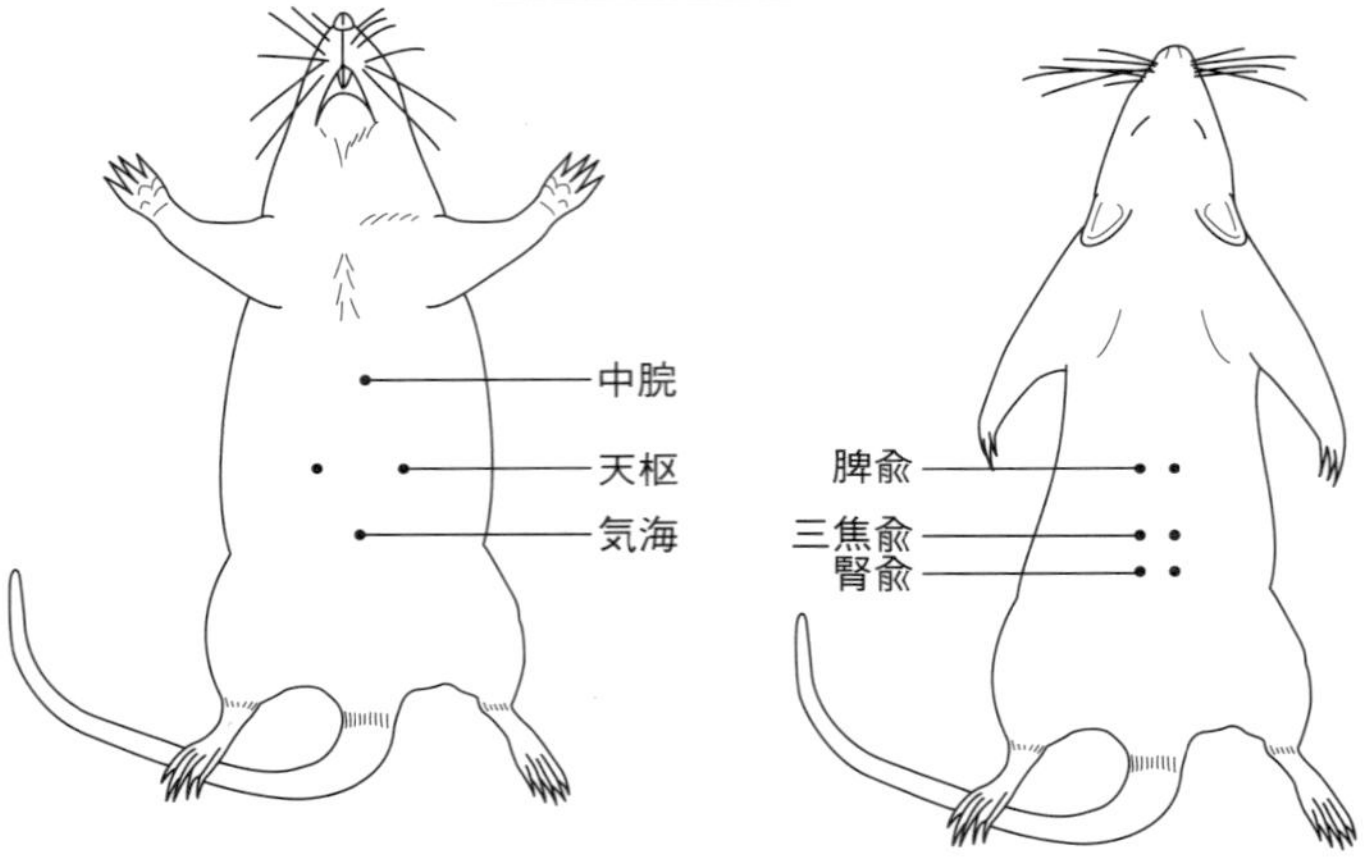

70日間にわたる観察の結果、「糖尿尿＋鍼治療群」は「糖尿病群」に比べて、空腹時血糖値における有意な低下が認められました。つまり、鍼治療が血糖値を下げる効果を発揮したのです。

また「糖尿病＋鍼治療群」は「糖尿病群」に比べて体重が増加する傾向にありました。ただし、それでもコントロール群に比べると3分の1ほどの体重です。このように体重差があったため、体重1グラムあたりの空腹時血糖値も併せて算出してみたところ、やはり、「糖尿尿＋鍼治療群」は「糖尿病群」に比べて、空腹時血糖値における有意な低下が認められたのです。

このように鍼治療が血糖値を低下させるメ

糖尿病ラットに対する鍼治療の効果（体重の推移）

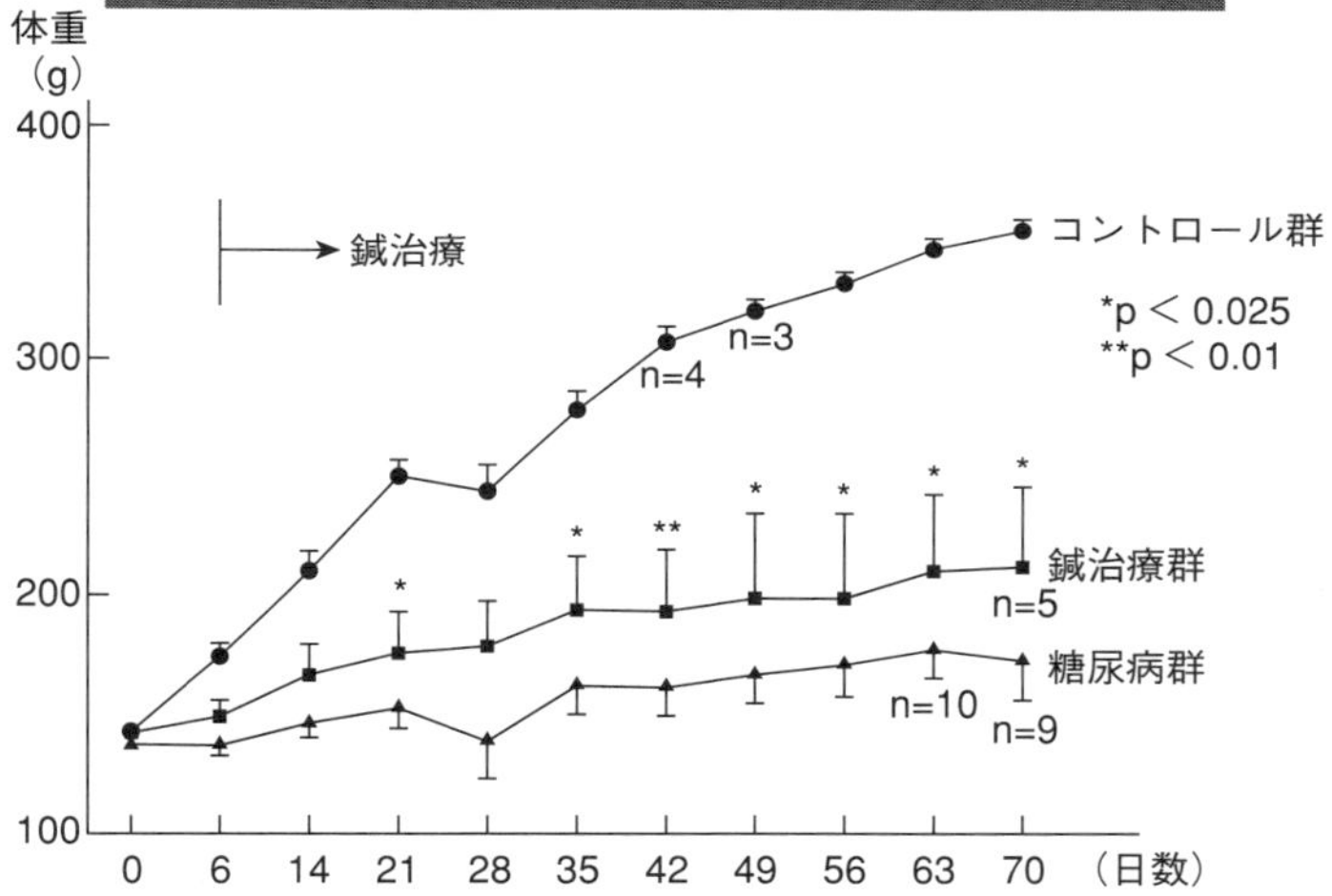

糖尿病ラットに対する鍼治療の効果（体重1g当たりの空腹時血糖値の推移）

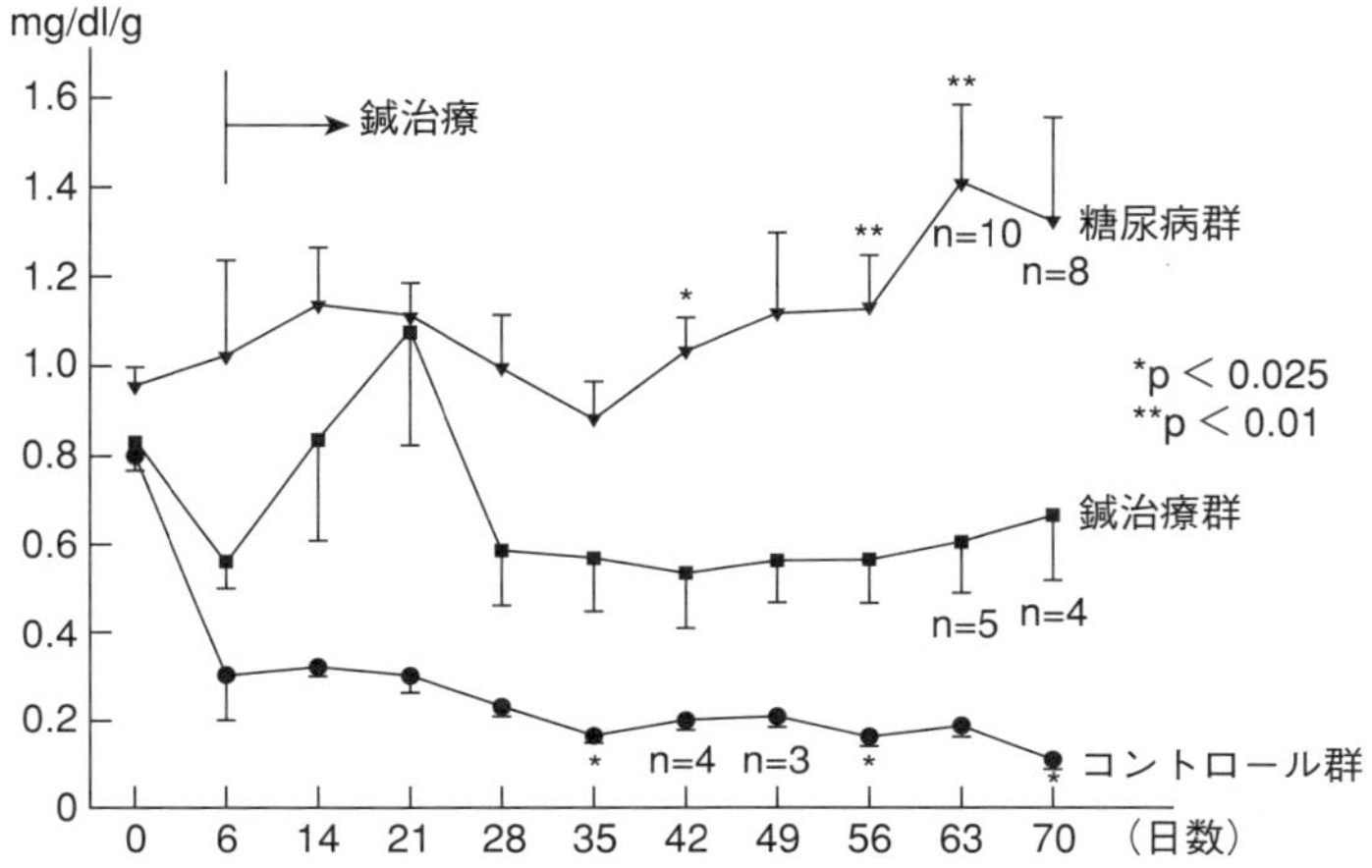

カニズムとして、残存している膵臓のβ細胞（インスリンを産生する細胞）に対して鍼刺激が何らかの影響を与えた可能性が考えられます。さらに、鍼治療が末梢の血行障害を改善することで、末梢における血糖の代謝が促進されている可能性もあるでしょう。

このように有意義な結果の出た実験でしたが、いまだ実験動物の例数が少ないため（全19匹）、さらに同様の実験を積み重ねたいと思います。

3 免疫系への太極療法の効果

◆免疫機能の増強を電子顕微鏡で確認

免疫機能が低下すると人は容易に細菌やウイルスに感染してしまいます。また、免疫機能の低下はガン細胞の増殖とも関わっているので、健康と長寿のためには免疫機能の向上は必須事項と言えるでしょう。

鍼治療による免疫機能の増強についての実験は、88ページですでに紹介しています。免疫細胞の一種であるリンパ球の比率が鍼刺激の前後で変化するという結果や、ウイルスに感染した細胞や細菌、あるいはガン細胞を破壊するＮＫ（ナチュラルキラー）細胞の攻撃力を測るNK活性が鍼刺激によって増強するという結果などから、鍼治療が免疫力を増強させるということを理解していただけたものと思います。

ツボ以外の場所に鍼を刺した場合には免疫機能を増強する働きがなかったことから、これらの実験はツボの意義の証明ともなりました。

【基礎研究：未病治に対する鍼治療の有効性】

このような免疫機能の増強を別の角度からとらえた興味深い写真があります。

実験では、50匹のマウスを「対照（基準となる何も処置をしないマウス）群」と「鍼治療群」の2群に分けて、飼料と水を自由に摂取できる環境で飼育しました。

鍼治療は週2回。太極療法に用いる黒野式全身調整基本穴13穴のうち中脘・天枢・気海・肝兪・脾兪・腎兪・大腸兪を選び単刺術を行いました。そして、それらのマウスからは、半年後、1年後、1年半後、および2年後に、膵臓組織と肝臓組織を採取して電子顕微鏡で観察・撮影しました。

その結果、「鍼治療群」においては、体内の細菌などの異物・外敵を食べてくれるマクロファージが活発化して異物を大量に食べて肥大している様子や、リンパ球とマクロファージが接触して、体内に侵入した細菌などの外敵についての情報をやり取りしていると推測される貴重な現象を得ることができました。
これは、太極療法が免疫機能を増強しているという事実を細胞レベルで視覚的にとらえた画期的な写真であり、鍼治療が免疫機能に及ぼす影響を調べたそのほかの研究を新たな方向から裏付ける結果だと言えます。

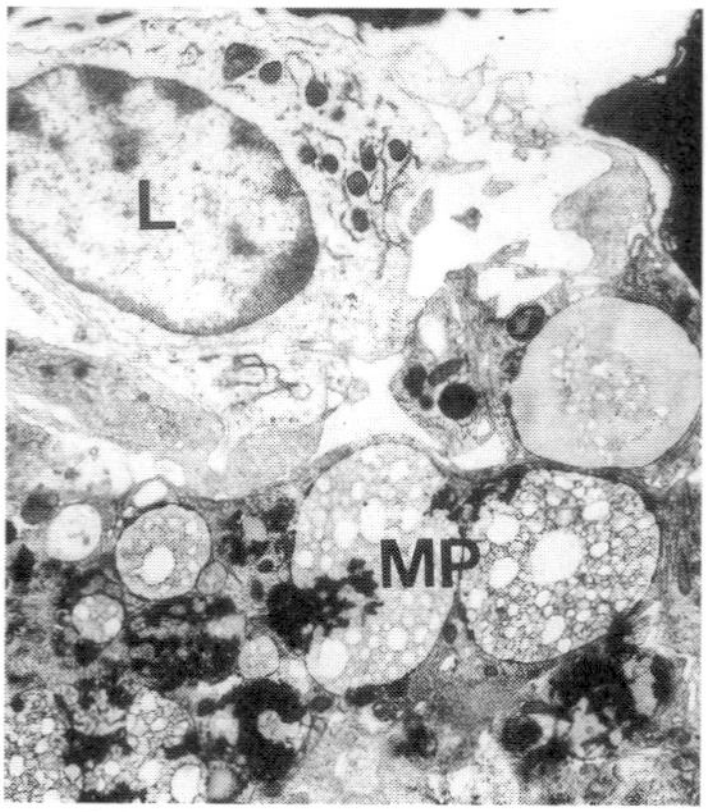

膵臓組織でのマクロファージとリンパ球の接触

【調査研究：鍼治療来院年数と1年ごとの風邪回数の変化】

人体には、単一の細胞から各組織や器官を含めて2の10兆乗もの制御系（コントロールの仕組み）が備わっているといわれています。それらの制御系は、恒常性維持機構・免疫系維持機構・自然治癒機構の三つに大別され、そのすべてをまとめているのが統合的制御機構です。このことはすでに何度か説明したので、すでによく理解いただいていると思います。

鍼治療継続年数と風邪回数の変化

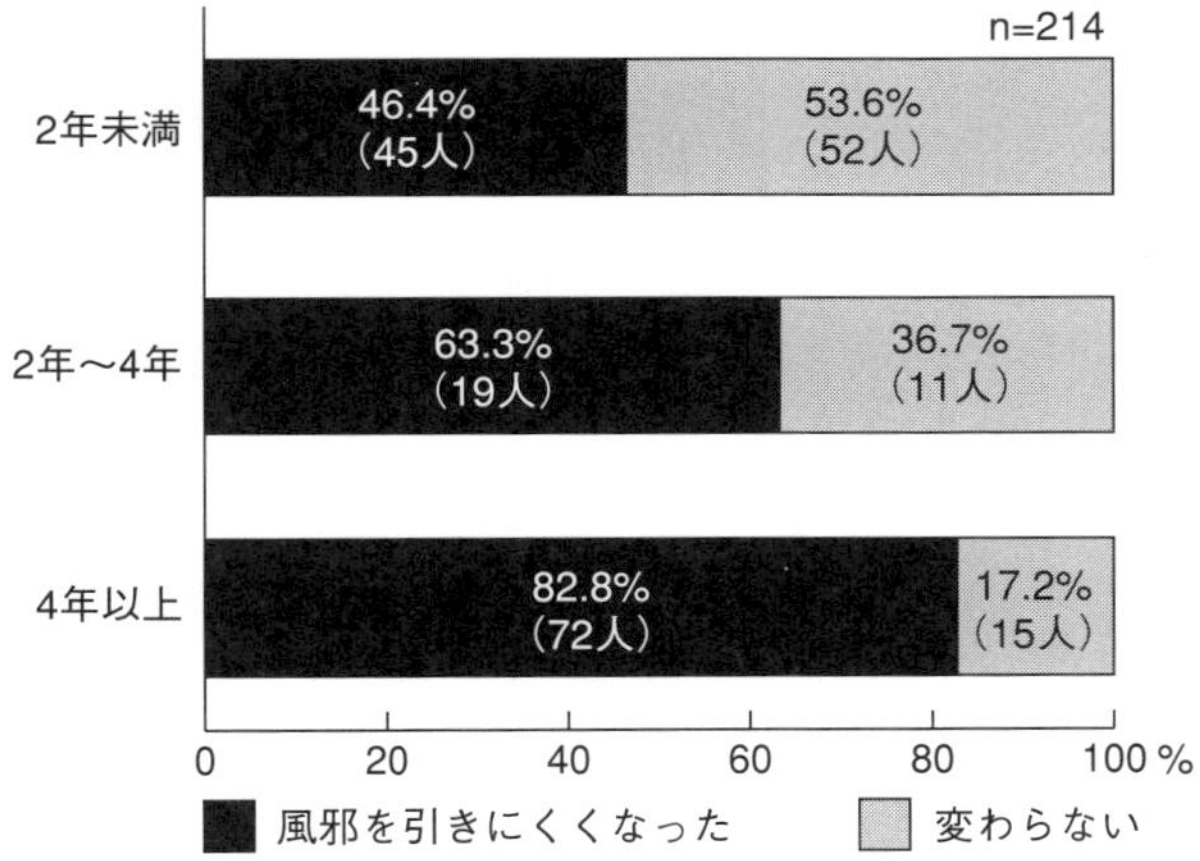

統合的制御機構を活性化する太極療法には免疫機能を増強する働きがあるため、来院時の主訴（主な症状の訴え）にかかわらず、長期的に通院している患者の多くに免疫機能の向上が見られます。

上のグラフは、東洋医学研究所®に通院して太極療法を受けている患者214名に、1年あたりに風邪をひいた回数を確認してもらい、その回数が変化したかどうかをアンケート調査したものです。

2年未満の群で46・4%の人が、4年以上の群では82・8%が「風邪を引きにくくなった」と答えていることから、太極療法における鍼治療が免疫力を増強して、風邪を引きにくい体質にしていることが分かります。

4 慢性肝機能障害への太極療法の効果

◆鍼治療は異常な肝細胞を修復する

私が慢性肝機能障害における太極療法の効果の研究を行なうようになったのは、1970年に慢性肝機能障害患者への鍼治療が好成績を収めたことがきっかけです。

1975年に動物実験を行なった後、1979年には日本鍼灸医学会の鍼灸研究ワーキンググループ慢性肝機能障害班の班長に就任し、慢性肝機能障害に対する鍼治療の研究と研究班班員の指導にあたりました。

【基礎研究：実験的肝傷害に対する鍼の効果についての超微形態学的研究】

四塩化炭素を投与して人工的に肝機能障害を作り出したマウス群と、肝機能障害に対して鍼治療を施したマウス群において肝臓組織を顕微鏡で比較観察しました。

鍼治療なしの群では、肝細胞核内に偽核封入体（細胞質が細胞核に巻き込まれる状態：ガン細胞の細胞核などで見られることが多い）の出現、核小体の変形、ゴルジ装置の萎縮、糸粒体の変形およびクリステの消失など、細胞を構成する各パーツに異常が生じました。鍼治療群では、細胞核には時にやや楕円状を示すものもありましたが、偽核封入体などは認められず、そのほかの点でも目立った異常は認められませんでした。つまり、四塩化炭素投与による肝細胞の障害はほとんど消失したと考えられます。

【基礎研究：薬物性肝傷害に対する鍼の予防効果についての実験的超微形態学的研究】

あらかじめ鍼治療を施してから四塩化炭素を投与したマウス群と、何も処置をせず四塩化炭素を投与したマウス群において肝臓組織を比較観察し、同時に死亡率を検討しました。なお、使用した10箇所のツボのうち7箇所は太極療法に用いるツボです。

無処置群のマウス群では、前述の実験と同様な肝障害が観察されましたが、あらかじめ鍼治療を施したマウス群では肝障害は認められませんでした。また、無処置群では四塩化炭素の投与後72時間以内にマウスが全滅しましたが、鍼治療はこの死亡率を約80％に減少させることに成功しています。

この結果は、鍼治療が肝臓毒である四塩化炭素の毒性に対して予防的に働くことを証明するものであり、予防医療としての鍼治療の意義を証明するものだといえます。

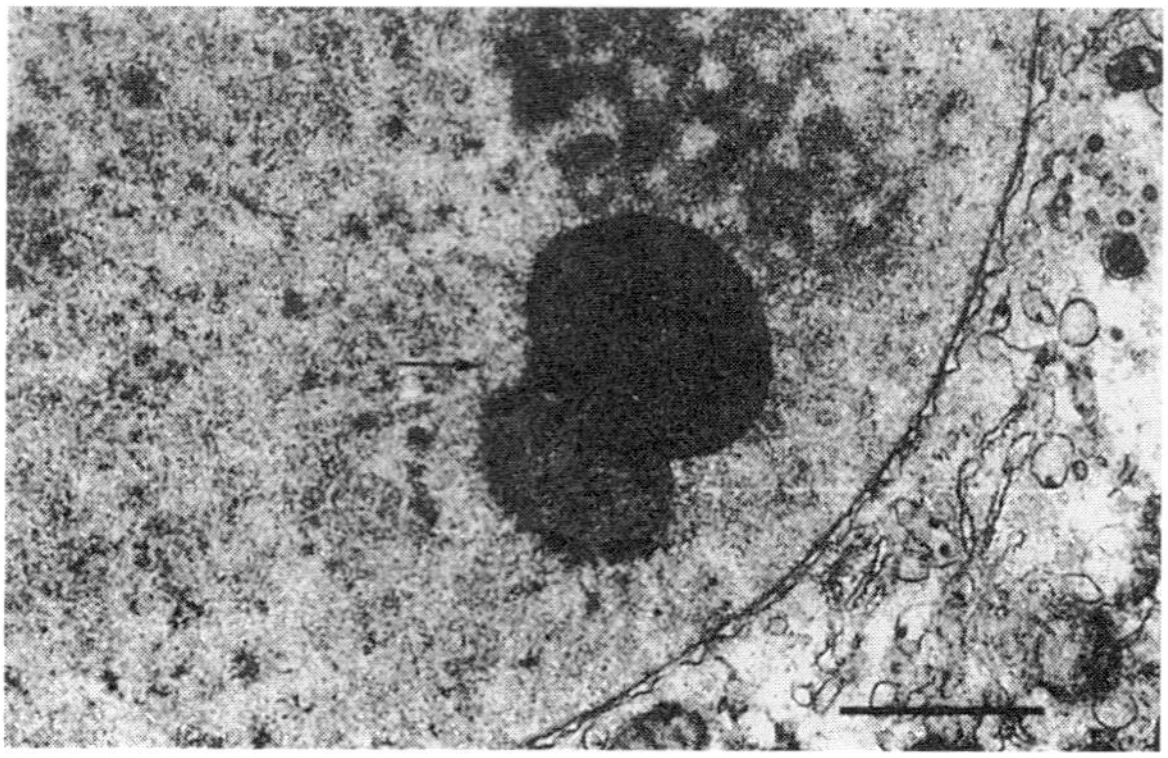

無処置群のマウスの肝細胞
（四塩化炭素特有の細胞傷害が認められる）

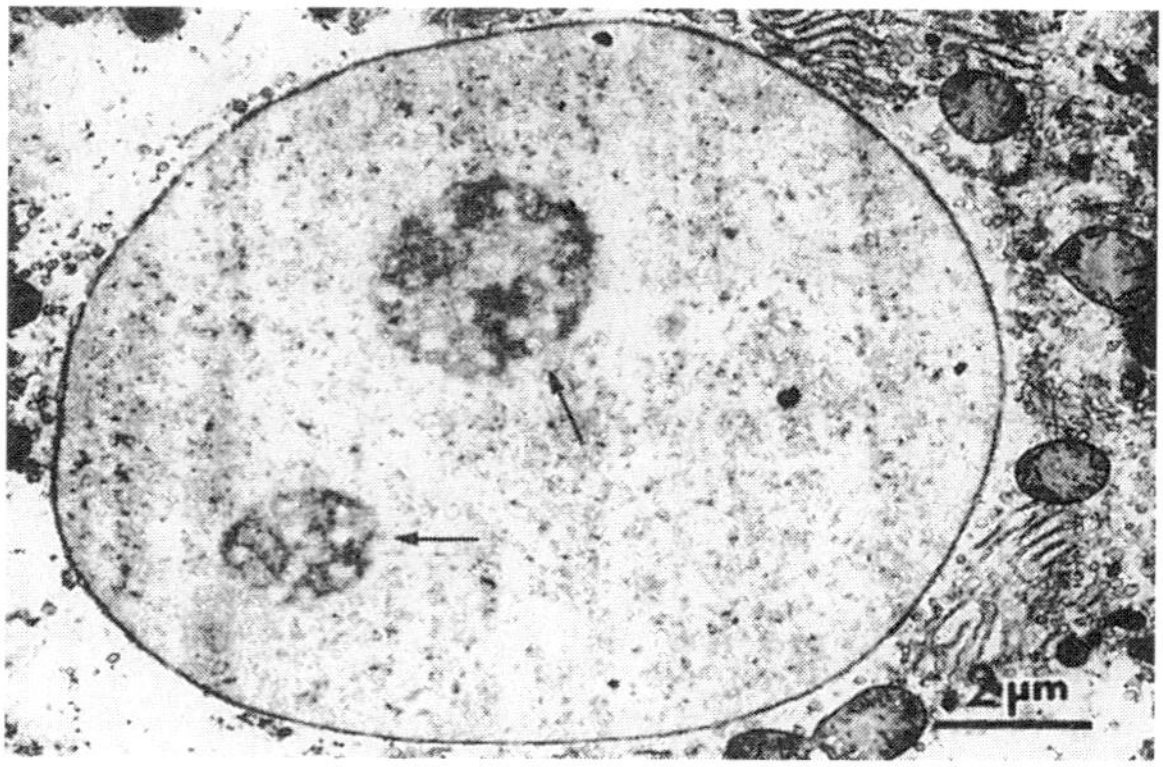

鍼治療群のマウスの肝細胞
（肝傷害はほとんど消失している）

GOT, GPTの変化（126症例を集積）

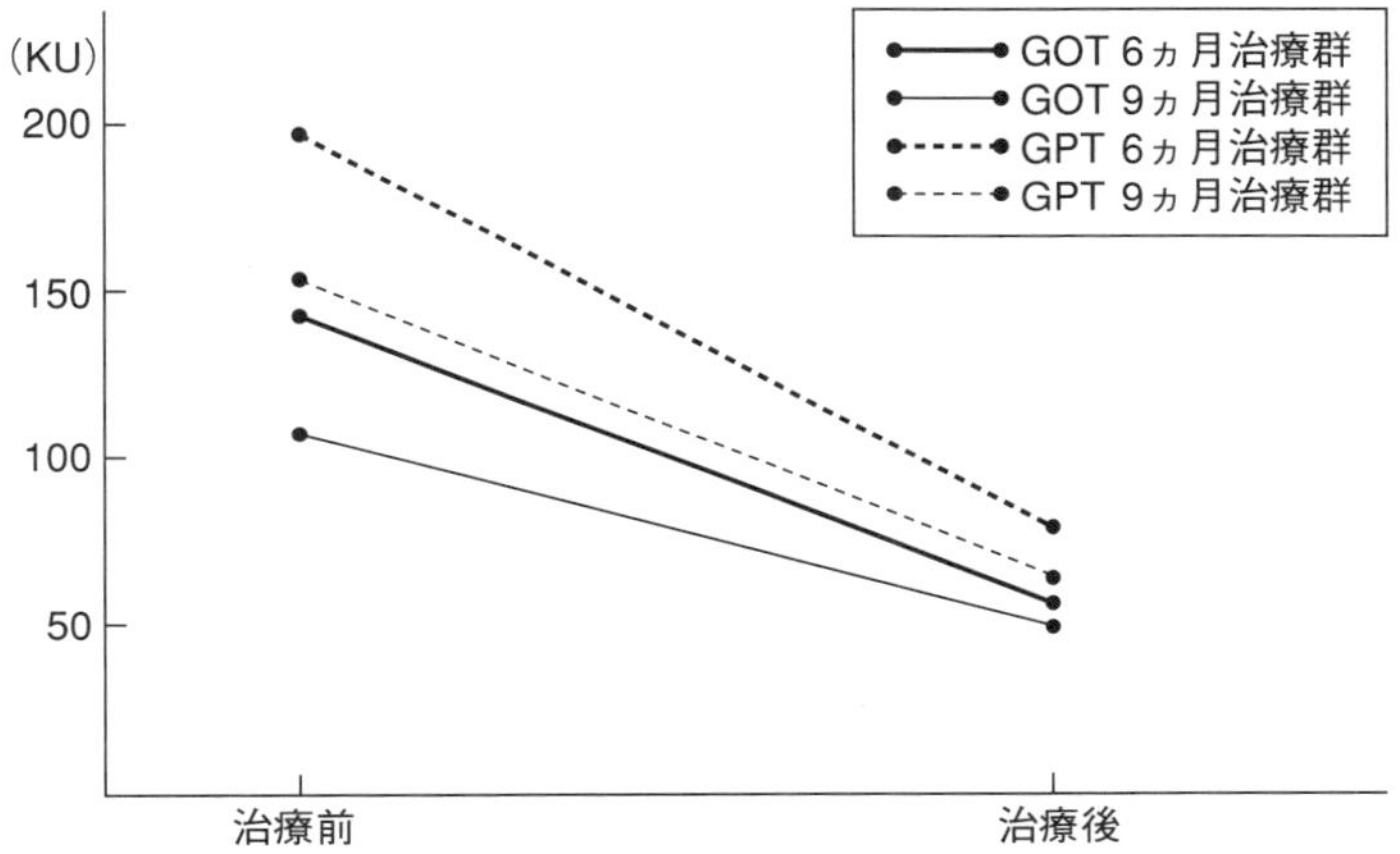

【臨床研究：慢性肝機能障害カルテ作成の基礎的検討】

　慢性肝機能障害の重症度、あるいは効果判定基準を作成するために、医師によって肝硬変と診断された２名と慢性肝炎と診断された３名に対し、７～91日間にわたり鍼治療（太極療法・随証療法・局所療法）を施し、治療前と治療期間中に月１～２回の肝機能検査を受けてもらいました。

　その結果、主訴（主な症状の訴え）は全例で消失。１例を除きＧＯＴ・ＧＰＴも改善され、肝硬変・慢性肝炎における鍼治療の有効性が証明されたのです。

　以上の５症例の自覚症状を中心に、自覚症

状・他覚的所見・肝機能検査値の点数を定め、重症度と治療効果判定ができるカルテを作成しました。

このカルテにより１２６症例を集積して分析を行なった結果、自覚症状点数の平均では、6ヵ月治療群で13・8点→5・8点、9ヵ月治療群で14・3点→5・6点となり有意な減少が認められました。GOTの平均では、6ヵ月治療群で１４２・6IU／L→56・9IU／L、9ヵ月治療群で１０６・9IU／L→49・9IU／L、GPTの平均では、6ヵ月治療群で１９７・2IU／L→79・88IU／L。9ヵ月治療群で１５２・3IU／L→58・3IU／Lとなり、やはり有意な減少が認められました。

これらの結果から、慢性肝機能障害に対する鍼治療の有効性が示されました。

5 不定愁訴への太極療法の効果

◆不定愁訴の客観的な基準作り

近年、社会構成が複雑多岐になり日常生活に何らかのストレスが加わることが多くなってきました。ストレス社会とも呼ばれる昨今、不健康・半健康と呼ばれる人が増加し、い

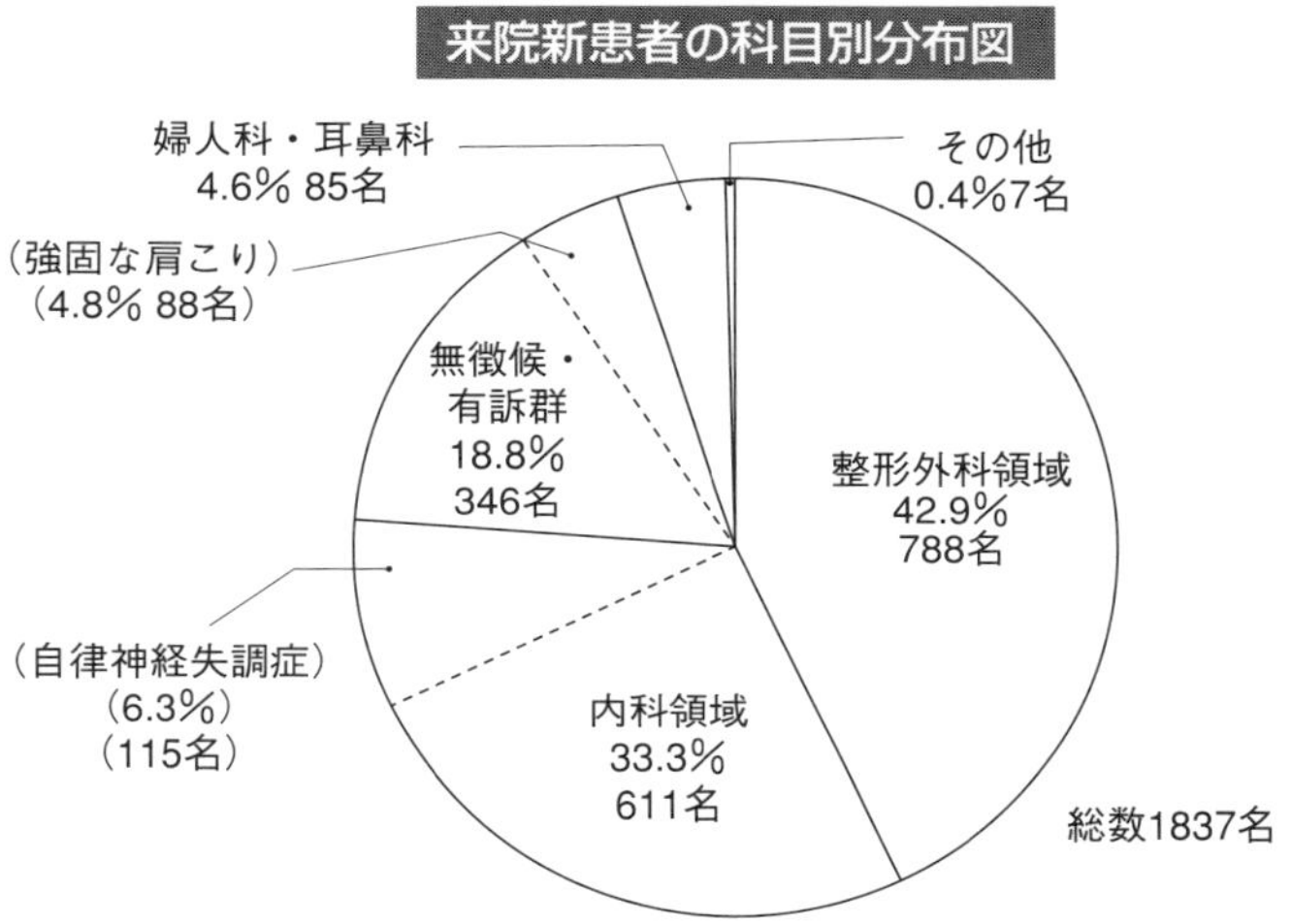

わゆる不定愁訴を訴える人も増えてきています。

1975年〜80年にかけて東洋医学研究所®に来院した新患2297名中、医師の診断結果を有する患者1837名に対して行なった調査研究では、無徴候・有訴群、つまり医学的検査では無徴候なのに何らかの症状を訴えている不定愁訴群が全体の18・8%にも達しています。また、症状が類似している自律神経失調症の患者(6・3%)をこれに加えると、25・1%と全体の4分の1に達するということが分かりました。

これら不定愁訴の治療に関しては鍼治療が最も得意とする分野であり、鍼灸院を訪れる不定愁訴患者も増えていることから、私は1

986年に社団法人全日本鍼灸学会研究委員会に不定愁訴班を新設し、会員諸氏と共に研究活動を進めていくことにしました。

【臨床研究：太極療法による不定愁訴の治療】

当初、既存の調査表を用いて不定愁訴の状態を記録し、太極療法による鍼治療の有効性を見いだすことを試みましたが、項目が多く途中で記入をやめてしまう患者や、あいまいな質問や類似した質問が見受けられたため、独自の「健康チェック表」を作成。鍼灸学校の学生らにその表へ記載を依頼し、その結果などを参考に重症度の判定基準などを策定しました。

その健康チェック表を用いて太極療法による不定愁訴への効果を検証するために、ある大学病院の心療内科で1年以上症状が固定している患者に対し、太極療法による鍼治療を行ない、健康チェック表の評価基準を使用して評価してみました。

鍼治療は黒野式全身調整基本穴を使用し、30㎜18号ステンレス製ディスポ鍼で単刺術を施しました。刺激量は軽度。1クールを7回として3クール終了時点で評価したところ、グラフのように回を重ねるごとに症状が軽減していました。

不定愁訴指数減少率

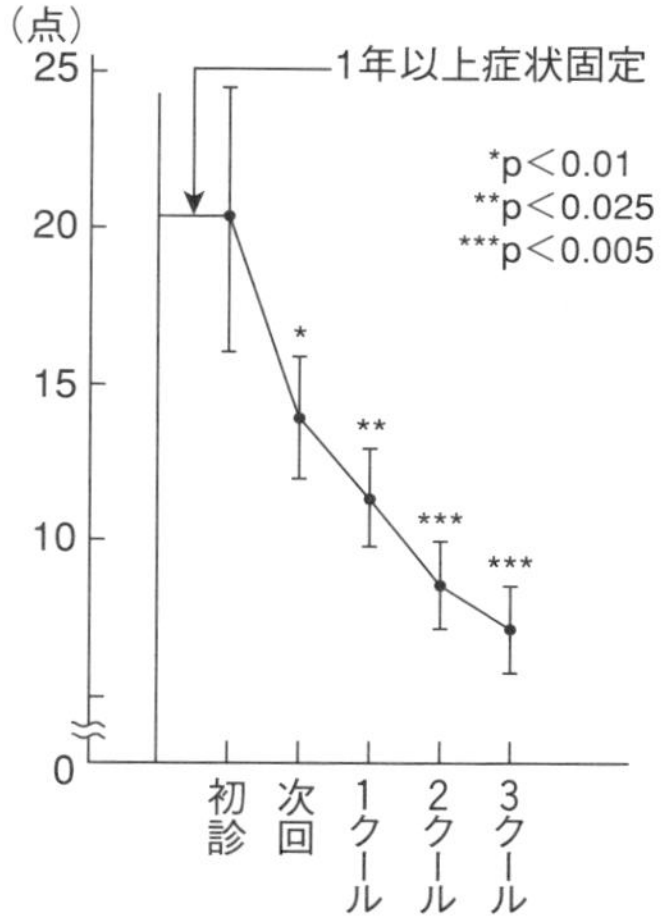

初診時100%としたときの各クール時の割合

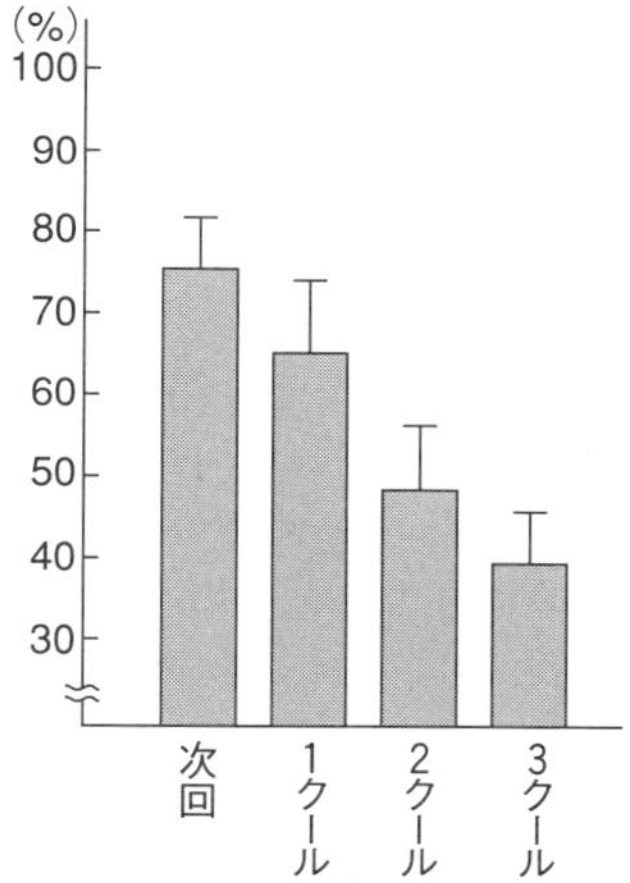

軽症・中等症・重症に対する不定愁訴指数減少率

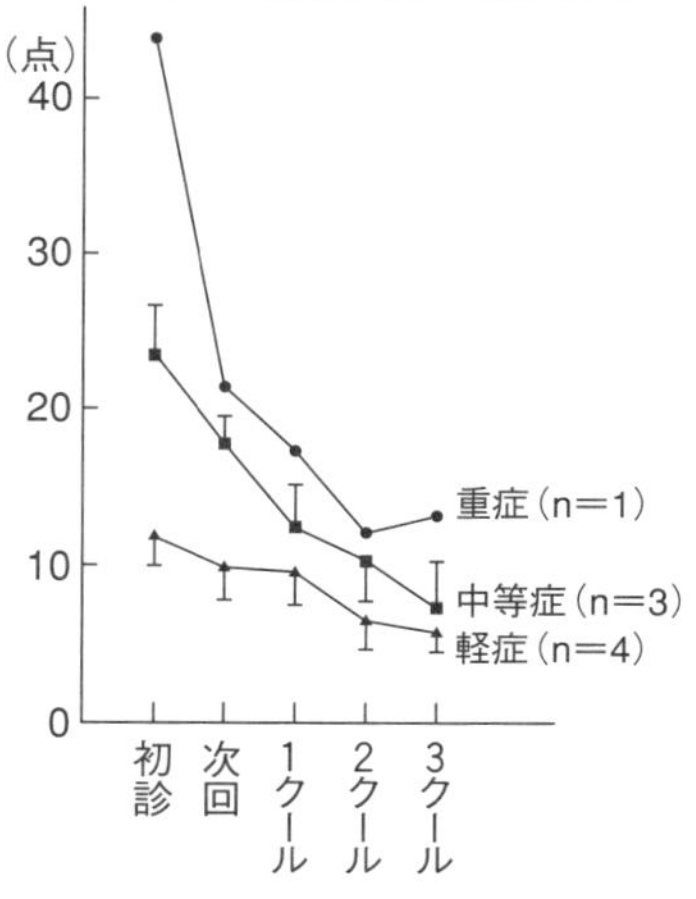

層別の点数推移

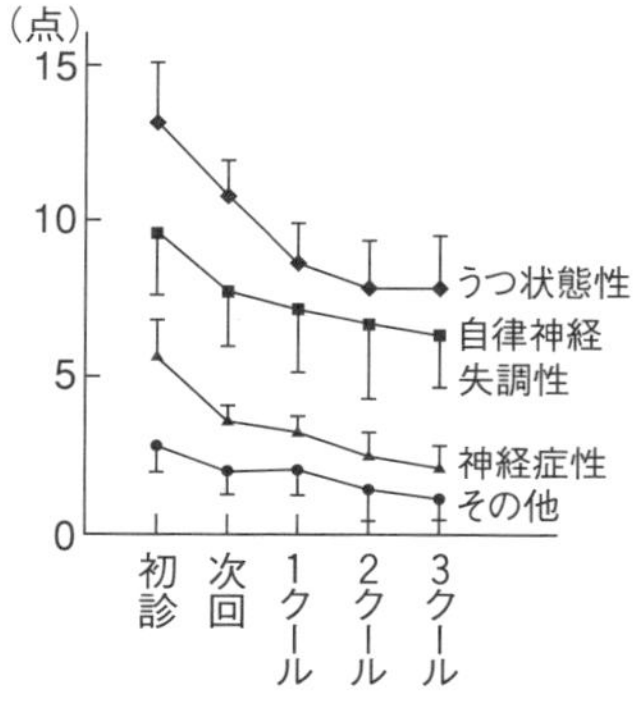

また、対象患者の重症度を健康チェック表に基づく不定愁訴指数により分類すると、重症1名、中等症3名、軽症4名となり、初診時の不定愁訴指数の点数は、重症44点、中等症23・8点、軽症11・8点であったものが、最終時には重症13点、中等症7・3点、軽症5・8点となり、どの症状においても有意な減少が確認できました。

さらに、不定愁訴の性質を「うつ状態性」「自律神経失調性」「神経症性」「その他」と層別分類して集計したところ、「うつ状態性」の項目で顕著な点数の減少が見られました。

つまり、不定愁訴のうち、うつ状態性項目（頭痛・頭重・胸が押さえつけられるような感覚・食欲不振・目が疲れる・性欲のおとろえを感じる・朝起きたときに体がだるい……など）について太極療法による鍼治療が特に有効であったということになります。

これらの結果は、不定愁訴症候群に対する太極療法の有効性を明瞭に示していると言えるでしょう。

6 老化現象への太極療法の効果

◆鍼治療で細胞の老化を防ぐ

東洋医学研究所®では、統合的制御機構の活性化を目的とした太極療法による老化防止と健康管理について、これまでに基礎・臨床にわたり研究してきました。

【基礎研究：マウスの老化防止実験】

鍼灸医学の古典文献にいう「未だ病まざる病を治す（未病治）」を実証医学的に証明するため、2年間マウスを飼育して鍼治療を施し、老化防止の有効性と統合的制御機構の増強について検討しました。マウスの寿命は2〜3年といわれ、月齢とともに組織・器官に老化による変化が現れることが知られています。そこで、2年間にわたって鍼治療を行なったマウス群と何も治療しなかったマウス群（対照群）の膵臓組織・肝臓組織を摂取し、電子顕微鏡を用いて比較観察を行ないました。

実験では50匹のマウスを25匹ずつの2群に分けて一方を鍼治療群、もう一方を対照群と

マウスの老化防止実験における死亡率

実験群＼期間	0.5 年	1.0 年	1.5 年	2.0 年
対照群（25 匹）				
死亡数	0 匹（0%）	4 匹（20%）	4 匹（30%）	2 匹（33%）
屠殺数	5 匹	3 匹	3 匹	3 匹
残り	20 匹	13 匹	6 匹	1 匹
ハリ治療群（25 匹）				
死亡数	1 匹（4%）	3 匹（15%）	3 匹（21%）	2 匹（25%）
屠殺数	4 匹	3 匹	3 匹	3 匹
残り	20 匹	14 匹	8 匹	3 匹

CRS/ICR 系雄性マウス 25 匹に昭和 61 年 9 月 7 日～昭和 63 年 9 月 30 日までの 2 年間に日曜・木曜の週 2 回、中脘・天枢・気海・肝兪・脾兪・腎兪・大腸兪に鍼治療を行ったマウスの死亡率の結果。

し、飼料と水を自由に摂取できる環境下で約2年にわたり飼育しました。

鍼治療は週2回。

太極療法に用いる黒野式全身調整基本穴13穴のうち中脘・天枢・気海・肝兪・脾兪・腎兪・大腸兪を選び単刺術を行ないました。

そして、それらのマウスから、半年後、1年後、1年半後、および2年後に、膵臓組織と肝臓組織を採取して電子顕微鏡で観察・撮影しました。

まず、マウスの死亡率については、最初の半年のみ鍼治療群で死亡率が対照群を上回りましたが、その後は常に対照群の死亡率が鍼治療群を上回りました。これは、太極療法による鍼治療がマウスの死亡を阻止する方向に

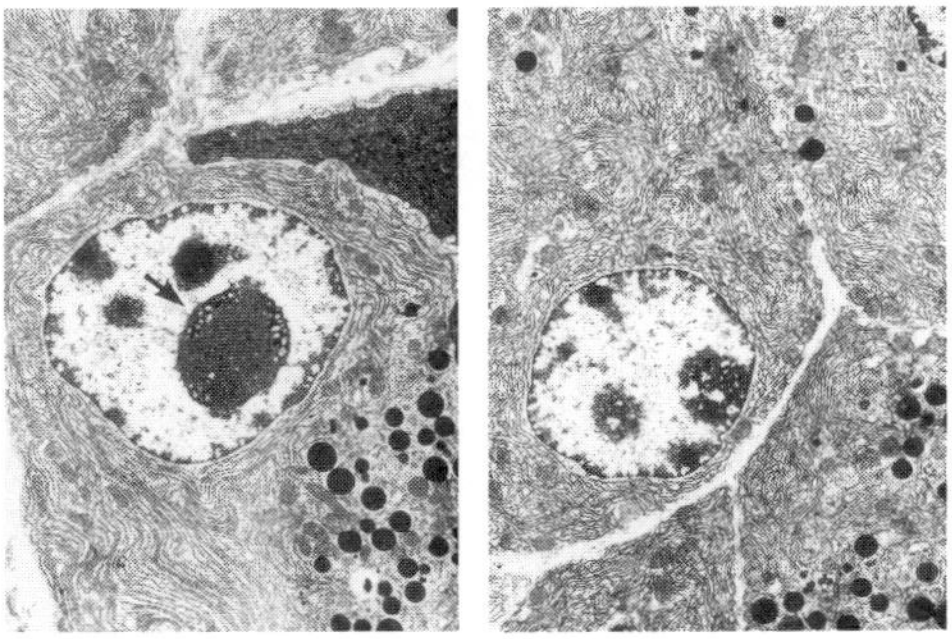

（写真左）対照群マウスの膵外分泌細胞：核小体が正常では見られない構造となっている

（写真右）鍼治療群マウスの膵外分泌細胞：ほとんど正常構造である

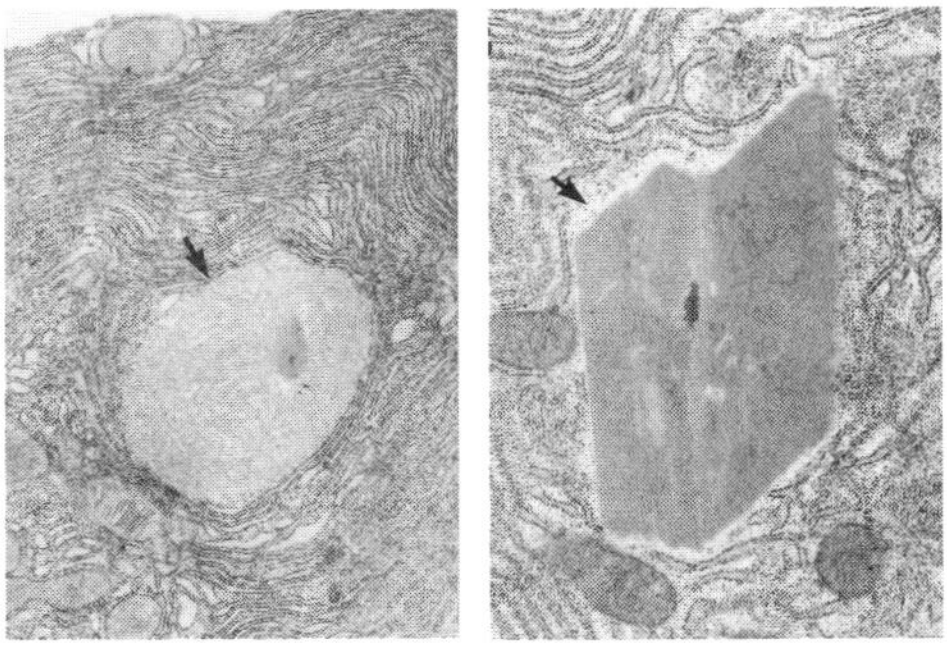

（写真左）対照群マウスの膵外分泌細胞の結晶が線維化している

（写真右）鍼治療群マウスの膵外分泌細胞内の結晶構造

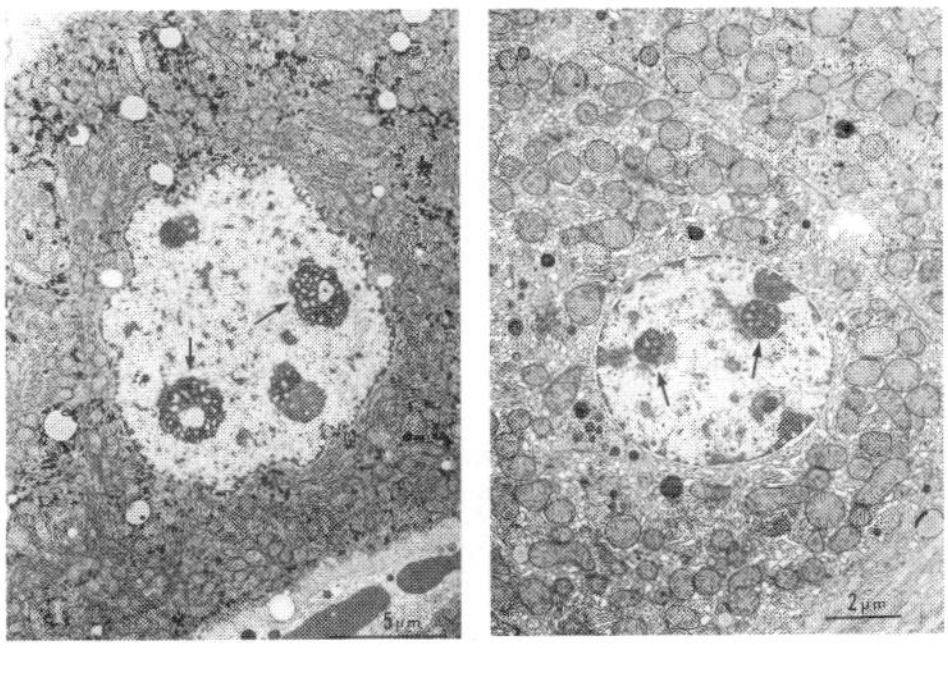

（写真左）対照群マウスの肝細胞：核小体の中央が抜けてリング状になっている

（写真右）鍼治療群マウスの肝細胞：核小体は大きく整っている

働いていることを意味しています。

マウスを2年間飼育すると、老化によって膵外分泌細胞の細胞核が変形し、核小体は中央が抜けてドーナツ化したり、あるいは膨化したりと異常な形態を示すようになります。また、細胞小器官も変形し、細胞質内に部分壊死なども見られます。また、若い場合には細胞質内に限界膜のない結晶構造が出現しますが、この結晶構造が老化によって線維構造に変化していました。これが対照群の膵臓の状態です。

一方、鍼治療群の膵臓を電子顕微鏡で観察すると、膵外分泌細胞はほとんど正常な構造のままであり、細胞質内では結晶構造が老化による線維化を免れていました。つまり、太極療法によって老化が抑止されていたのです。

さらに、肝臓の組織を電子顕微鏡で比較すると、対照群では細胞核の大きさが不揃いに変形しており、肝細胞索（肝細胞の配列）は中等度に乱れて肝細胞の部分壊死なども認められたのに対して、鍼治療群では、細胞核は比較的きれいに整い、肝細胞索も比較的よく保たれていました。つまり、老化による組織の変化はほとんど認められなかったと言えます。これらの結果から、太極療法には細胞の老化を遅らせ、健康と長寿を実現する効果があると推測されます。

第 5 章

太極療法の実際

この章では
いくつかの症例を通して
太極療法の実際について
紹介していきましょう

63歳
女性

高血圧症を伴った不定愁訴

〈主訴〉右の肩が痛い

【現病歴】

10年以上前に集団検診にて血圧が高い（収縮期血圧値170㎜Hg）と指摘され、近隣の病院を受診したところ本態性高血圧と診断。血中コレステロール値と尿酸値も高かったので、降圧剤・尿酸合成阻害薬などの処方を受けました。さらに、5年ほど前からイライラしたり、眠れなかったりする日が続いたので同病院に相談したところ、自律神経のバランスが悪いとのことで精神安定剤の追加投与を受けたそうです。

2年前には吐き気がして体が動かなくなり、同病院を受診したところ、血圧がかなり高いといわれ降圧剤が変更され、1年前からは右肩から腕にかけて鈍痛がしてつらくなったので受診したところ五十肩と診断され、解熱鎮痛消炎剤を投与されました。その後、多少楽になりますが、1ヵ月前から何をしても痛く、もともと不眠気味であったことも影響し、毎晩3～4回ほど痛みで目が覚め、不眠による疲れからイライラもピークに。不安になり困り果てていたところ友人に鍼治療を勧められ、東洋医学研究所®に来院されました。

【初診時所見】

自覚症状として、右肩の鈍痛・その鈍痛による不眠・右肩を動かすと痛く、腕の方までつったような痛みが生じる・イライラする。

他覚所見としては、収縮期血圧が154㎜Hg・拡張期血圧が82㎜Hg。脈拍が82回／分。症状の推移を客観的に検討する目的で、社団法人全日本鍼灸学会研究委員会不定愁訴班黒野保三班長作成の不定愁訴カルテを使用したところ、不定愁訴指数は19点で中等症を示しました。

術者の徒手による肩関節の可動域（動きの範囲）検査の結果は以下の通り。

右肩の屈曲100度・伸展20度・外転80度・外旋40度・内旋90度

左肩の屈曲170度・伸展40度・外転170度・外旋90度・内旋90度

痛みのある右肩の動きが制限されていることが分かります。

【治療方法】

統合的制御機構の活性化を目的として、黒野式全身調整基本穴を用いた太極療法を行ないました。さらに、肩関節の症状改善のための局所療法として、右臑兪《じゅゆ》・右肩髃《けんぐう》に30㎜18

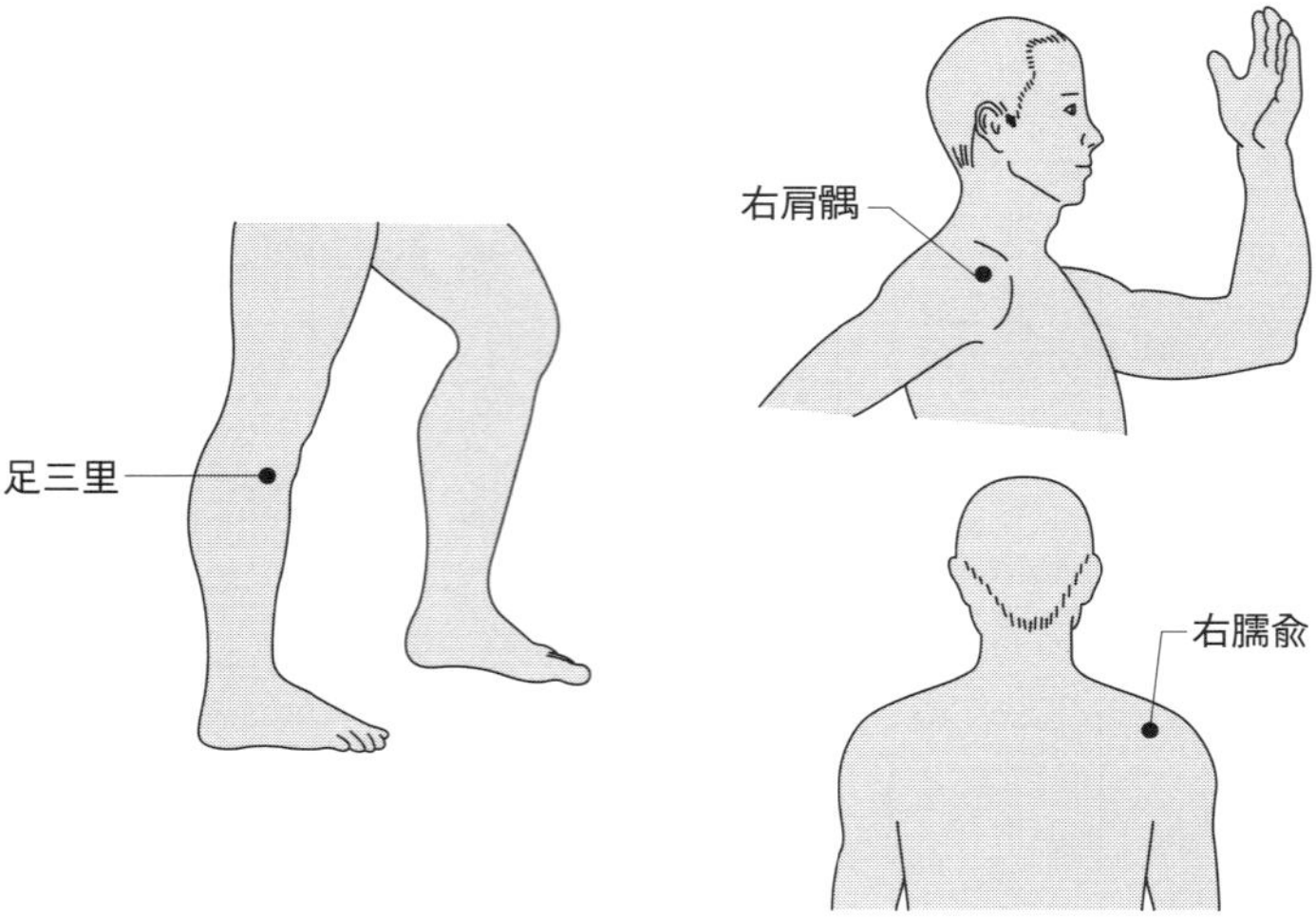

号ステンレス製ディスポ鍼を用いて単刺術（鍼を刺してすぐに抜く方法）を施し、高血圧に対しては足三里《あしのさんり》に円皮鍼（刺したままテープで固定する特殊な鍼）を施しました。治療頻度は原則として隔日。刺激量は軽度としました。

【最終時所見】

54日間に22回治療した時点で最終回としました。自覚症状と他覚所見の変化は以下の通り。

右肩の鈍痛→多少鈍痛がある程度。まったく痛みがない日もある

右肩の鈍痛による不眠→1回だけ目が覚めるがその後なんとか眠れる

右肩を動かすと痛く腕の方までつったよう

な痛みが生じる↓腕のつる感じはまだある
イライラする↓消失
収縮期血圧が１５４㎜Hg↓１４８㎜Hg
拡張期血圧が82㎜Hg↓88㎜Hg
脈拍が82回／分↓80回／分
右肩の屈曲１００度・伸展20度・外転80度・外旋40度・内旋90度↓屈曲１６０度・伸展30度・外転１４０度・外旋60度・内旋90度と、正常な左肩の可動域にほぼ近づく。
不定愁訴指数19点↓10点（22回来院時）、不定愁訴減少率47・４％（効果判定：有効）
15回来院時から、精神安定剤・降圧剤・解熱消炎鎮痛剤の服用を中止。

【考察】

この症例の主な訴えは肩関節痛でしたが、高血圧症で薬物治療を受けており、さまざまな不定愁訴も抱えていました。鍼治療により肩関節痛の改善と血圧の安定、不定愁訴の軽減を図ることができ、薬を服用する必要がなくなりました。その後も経過は良好です。

74歳
女性

糖尿病

〈主訴〉血糖値を下げたい

【現病歴】

昭和60年に会社の健康診断で軽い糖尿病と診断され、体重を減らすように指導を受けましたが特に気にせず何もしていなかったとのこと。その後、平成3年に肺炎になりかけて入院したときに、糖尿病と診断されて食事療法と運動療法を指導されました。

一時、血糖値が良好になったものの再び高くなり、平成4年から6年にかけて、経口血糖降下剤を服用。しかし、依然として血糖値は高いままで、平成11年の時点で空腹時血糖値は約190mg／dl、ヘモグロビンA1cが約7％と高値を示しているため、血糖値を下げる目的で東洋医学研究所®に来院されました。

【初診時所見】

自覚症状として、腰痛、目のかすみ、不眠、食欲減退、体がだるくて疲れやすいなど。

他覚所見としては、空腹時血糖値が192mg／dl、ヘモグロビンA1cが7・2％、食後

3時間血糖値が134mg/dl、尿タンパク+、尿糖+++。
症状の推移を客観的に検討する目的で、社団法人全日本鍼灸学会愛知地方会糖尿病班作成の糖尿病カルテを使用したところ、糖尿病自覚症状の点数は12点で軽症でした。

【治療方法】

統合的制御機構の活性化と血糖コントロール、および自覚症状の改善を目的として太極療法を行ないました。黒野式全身調整基本穴に30mm18号ステンレス製ディスポ鍼を用いて単刺術を施し、刺激量は軽度に。また、治療頻度は原則として週2回に設定しました。

【最終時所見】

185日間に49回治療を行なった時点で最終回としました。その時点での他覚所見は、空腹時血糖値が192mg/dl↓182mg/dl、ヘモグロビンA1cが7・2%↓6・0%、食後3時間血糖値が134mg/dl↓106mg/dl、尿タンパク+↓−、尿糖+++↓−。
さらに、糖尿病自覚症状の点数は12点↓4点となり、減少率は66・7%で、効果判定は「著効」となりました。

【考察】

現在の糖尿病治療では、患者自身の自己管理によって生活習慣を改善して血糖コントロールを良好に保つことで、合併症の発症を予防し、進行を抑えていくということが強調されています。

この症例は15年前に糖尿病と診断され、食事療法・運動療法・薬物療法をしてきたにもかかわらず、依然として血糖コントロールが良好ではない患者に対して、太極療法としての鍼治療を行なったものです。その結果、空腹時血糖値・ヘモグロビンＡ１ｃ・自覚症状がともに改善したことから、鍼治療が糖尿病に対して有効であることが示されました。

また、鍼治療が患者の積極的な治療への参加意欲を高め、糖尿病の自己管理の手助けとなりうることも推測されます。

49歳
男性

末期膵ガン

〈主訴〉体重減少

【現病歴】

平成17年3月ごろから、微熱・体のだるさ・背中の痛み・腹部が重い・体重が減少するといった症状が起きるように。風邪薬を服用しながら仕事へ通うも症状は悪化の一途をたどり、体重は1ヵ月で5キログラム減少。病院で胸部CTを受けたところ、膵ガンと、転移による多発性肝ガンと診断されました。

腫瘍マーカーは陽性。同年4月21日に内視鏡により膵尾部（膵臓の一部）に狭窄・閉塞が認められたこともあり、入院して抗ガン剤治療を行なう予定でしたが、知人から鍼治療を勧められたこともあり、東洋医学研究所®でのセカンドオピニオンを希望して来院されました。

【初診時所見】

自覚症状として疲れやすさと背中の痛み。他覚所見として腫瘍マーカー陽性と、空腹時血糖値137mg／dl。

【治療方法】

統合的制御機構の活性化を目的とした太極療法として、黒野式全身調整基本穴に30㎜18号ステンレス製ディスポ鍼を用いて単刺術を施し、刺激量は軽度としました。治療頻度は原則として週2回に設定しました。

【治療経過】

鍼治療によって、背中の痛みや腹部の不快感が楽になっていきましたが、その後、約2

ヵ月間にわたる抗ガン剤治療でその副作用を感じるようになります。

再び鍼治療を再開してからは背中の痛みが楽になり、副作用が抜けてきたのを実感できるようになりました。しかし、鍼治療のたびに症状は和らいだものの、全体としては少しずつ症状は悪化。60回来院時に本人が鍼治療に通うことに限界を感じ、そこで治療を終了することになりました。

【考察】

末期膵ガン患者に鍼治療を行なったところ、統合的制御機構の活性化がなされ、食欲不振や胃活動の低下といった、ガンによる愁訴や抗ガン剤による副作用の緩和について期待の持てる結果となりました。

また、体が動く限り鍼治療を続けたいという患者の意向があったことから、鍼治療が精神的支えとなっていたことが推測されます。

29歳 女性

慢性肝炎

〈主訴〉全身倦怠感・起立性貧血

【現病歴】

昭和58年2月に風邪をひいて病院を受診したところ慢性肝炎と診断。4ヵ月ほど治療を受けたものの変化がなく、その後は放置したそうです。翌年7月に左卵巣嚢腫を手術した後の血液検査では、GOT110IU／L、GPT110IU／Lと中程度の増加を示しており、自覚症状として全身倦怠感・起立性貧血・脚のだるさ・食欲不振・頭痛と頭重感・イライラ・不安感などがありました。

その後、血液検査の結果は、GOT169IU／L、GPT342IU／Lに上昇。自覚症状も改善されませんでした。東洋医学研究所®へは主治医に勧められての来院です。

【初診時所見】

自覚症状として、全身倦怠感・起立性貧血・脚のだるさ・食欲不振・食後の悪心・腹痛・頭痛と頭重感・イライラ・不安感など。

他覚所見としては、下腹部・右みぞおち・右背部に圧痛（押すと痛い）と硬結（強いコリ）が見られ、皮膚と眼球結膜に黄疸。クモ状血管腫（発疹を中心にクモの足のように放射状に広がる血管が肉眼で見える状態）もありました。

【治療方法】

統合的制御機構の活性化を目的として黒野式全身調整基本穴を用いた太極療法を施し、慢性肝機能障害疾患に対する治療として、曲泉《きょくせん》・太衝《たいしょう》・肝兪《かんゆ》と肝機能障害の特殊穴（ツボ）に鍼治療を施しました。使用鍼は30㎜18号ステンレス製ディスポ鍼で、単刺術を施しました。

【治療経過】

４回目の治療で頭痛・頭重・脚のだるさが消失。全身倦怠感も解消され、自覚症状の点数は初診時の26点から18点に改善されました。ただし、血液検査の結果はＧＯＴ２２５ＩＵ／Ｌ、ＧＰＴ４３４ＩＵ／Ｌと、ともに上昇。

21回目の治療では、全身の倦怠感はさらに改善されて自覚症状も14点に。血液検査の結果も正常値になりました。

その後、40回目でイライラと不安感を除くすべての自覚症状は消失し、血液検査も正常。

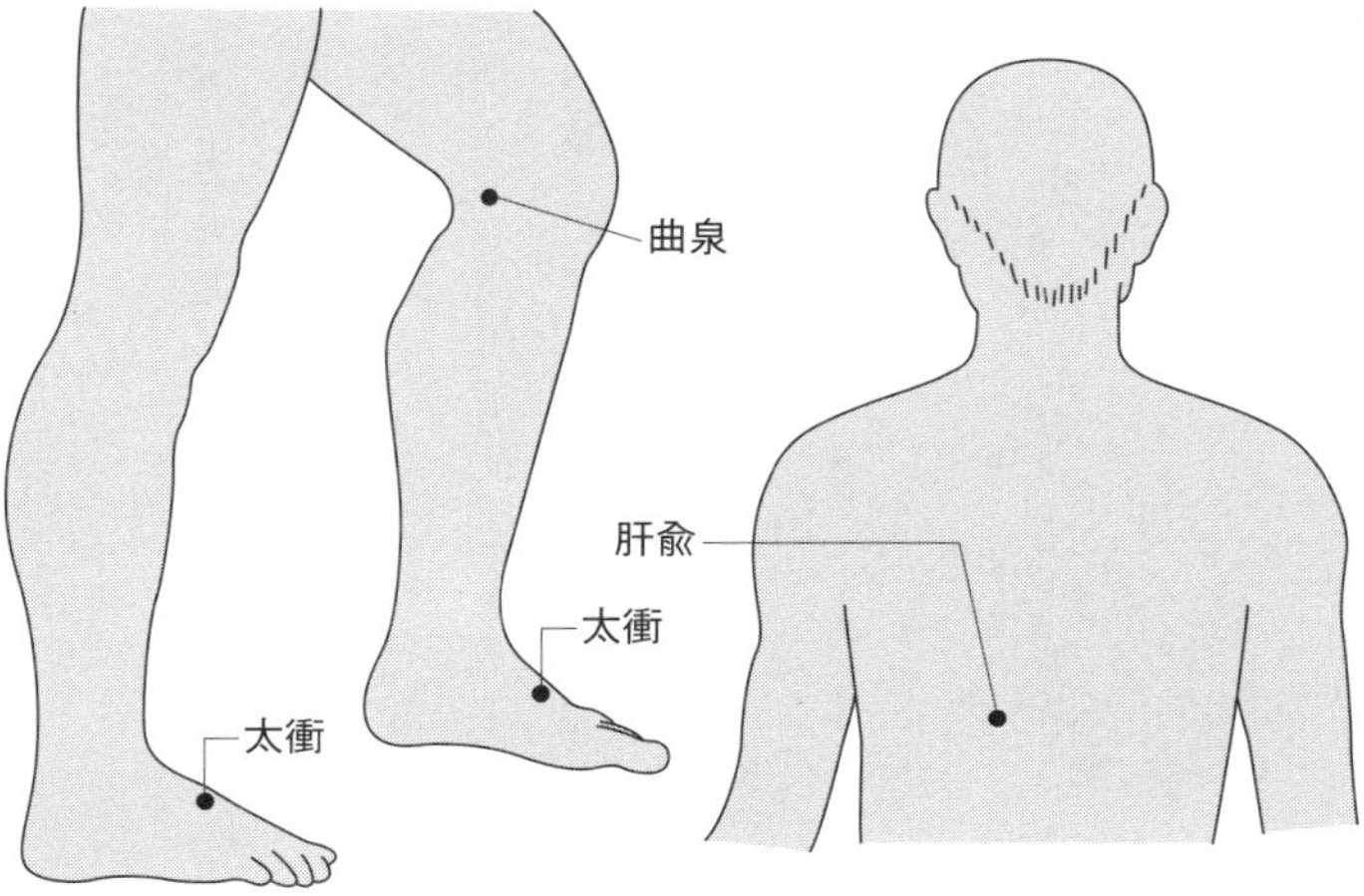
曲泉
肝兪
太衝
太衝

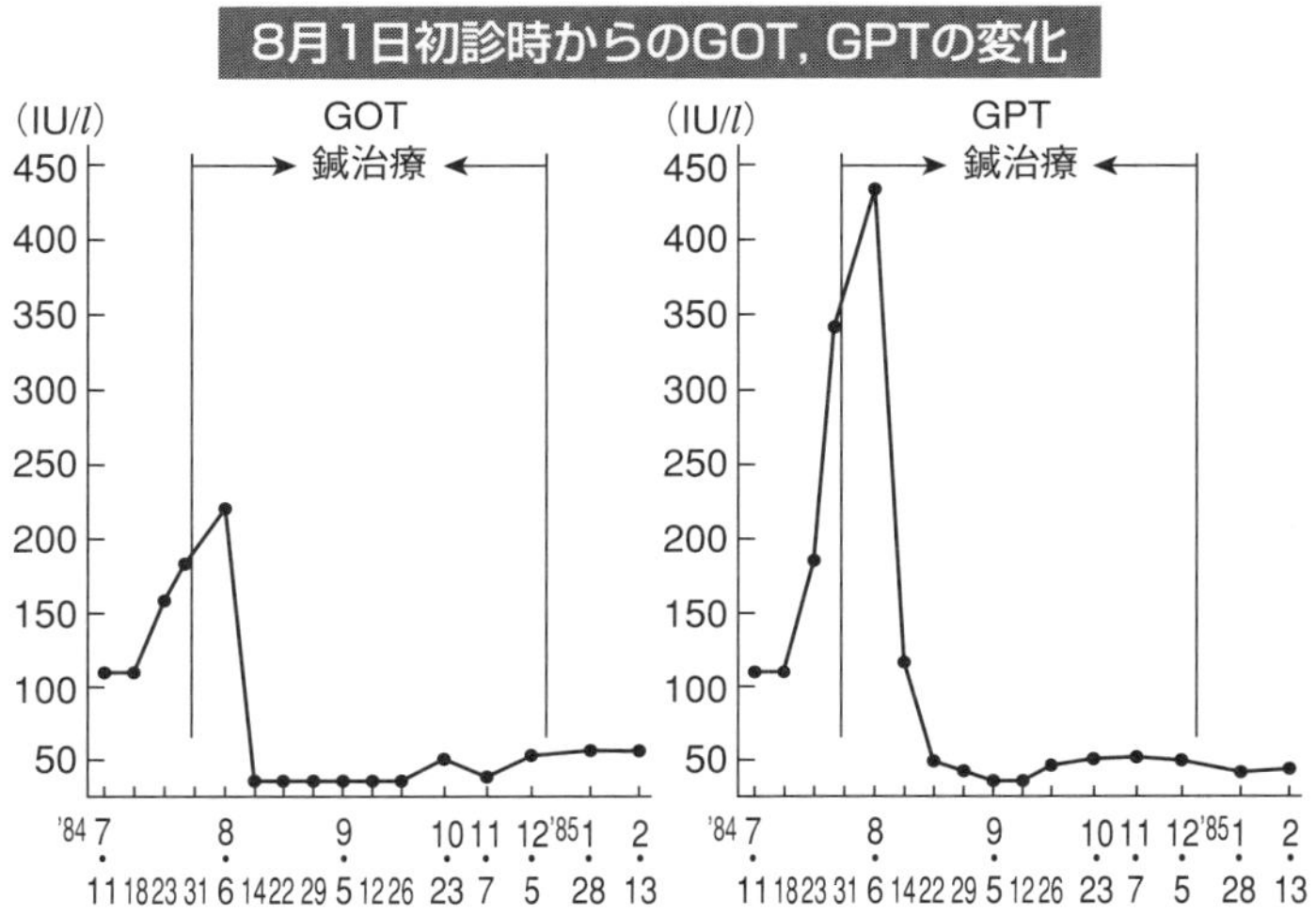
8月1日初診時からのGOT, GPTの変化
(IU/l)
GOT
鍼治療
450
400
350
300
250
200
150
100
50
'84 7 8 9 10 11 12 '85 1 2
11 18 23 31 6 14 22 29 5 12 26 23 7 5 28 13
(IU/l)
GPT
鍼治療
450
400
350
300
250
200
150
100
50
'84 7 8 9 10 11 12 '85 1 2
11 18 23 31 6 14 22 29 5 12 26 23 7 5 28 13

42回目で治療をやめてからも血液検査では正常値を保ち続けています。

【考察】

鍼治療が慢性肝機能障害に及ぼす効果を見るために、血液検査と自覚症状の変化を検討したところ、GOT・GPTの数値と自覚症状との間に相関関係があることが分かりました。これは、鍼治療が自覚症状を解消し、同時に肝細胞の障害をも改善させていることを推測させる結果だといえます。

57歳 女性

不定愁訴

〈主訴〉肩こり・首と後頭部の痛み

【現病歴】

33年前、最初の出産後より育児や家事の多忙から肩こりと首の痛みを発症。痛みがひどくなると後頭部痛も出るため、そのたびに頭痛薬を服用していました。

昭和61年に風邪をひいたときに病院で処方されたピリン系の薬を服用したところ呼吸が苦しくなりましたが、数日で風邪と呼吸の苦しさは収まったそうです。同年8月に、再び後頭部痛が出てきて頭痛薬を服用したところ呼吸が苦しくなり咳込んだため病院へ。そこで軽度の気管支ぜんそくと診断されました。

その後、投薬治療でステロイド剤を多用したためか気管支ぜんそくが悪化していき、そのころから易疲労感（疲れやすさ）・不眠・腰背痛が出現し、肩こりと首の痛みも以前より強くなりました。また、病院で、ピリン系の薬にアレルギーがあり、作用の強い薬に対して弱い体質になっていると指摘されます。

平成4年に気管支ぜんそく治療のため大学病院へ入院。入院中ではありましたが、肩こりと首の痛みを取るために東洋医学研究所®に来院されました。

【初診時所見】

自覚症状として、肩こり・首の痛み・後頭部痛・腰背痛・寝付きが悪く眠りが浅い・易疲労感・せきが出る・タンがからむ・呼吸が苦しいなど。

症状の推移を客観的に検討する目的で不定愁訴カルテを用いたところ、不定愁訴指数は39点で重症でした。

【治療方法】

統合的制御機構の活性化を目的として黒野式全身調整基本穴を用いた太極療法を施し、

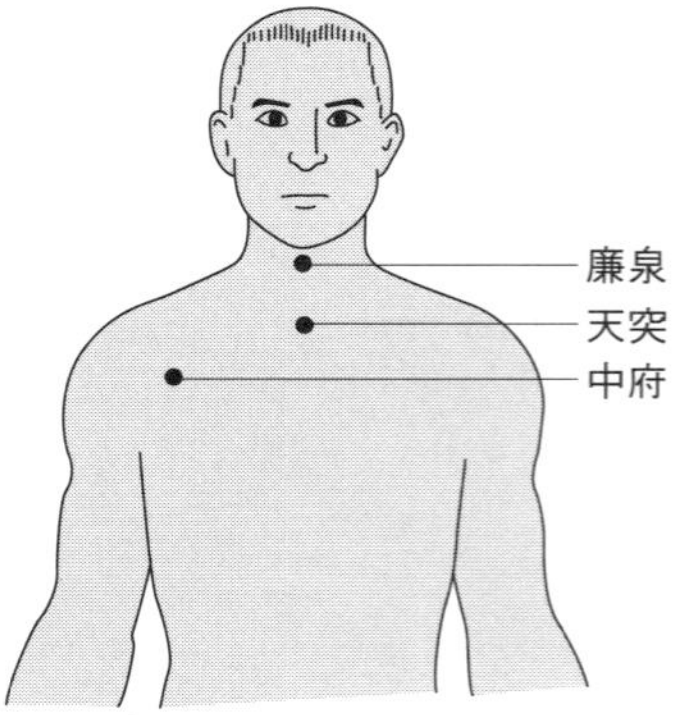

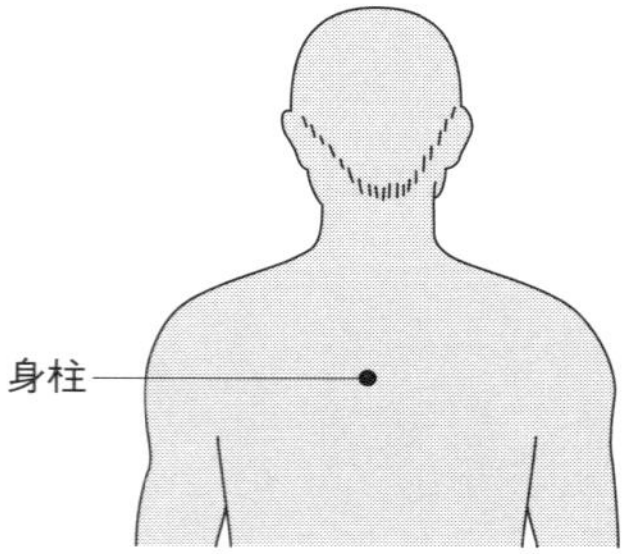

気管支ぜんそくに対する治療として、中府《ちゅうふ》・天突《てんとつ》・廉泉《れんせん》・身柱《しんちゅう》に鍼治療を施しました。使用鍼は30㎜18号ステンレス製ディスポ鍼で、単刺術を施しました。治療頻度は毎日、あるいは隔日としました。

【治療経過】

2回目来院時、「毎晩4回ほど目が覚めていたのが昨晩は2回になり、肩こりと首の痛みが少し楽になった」とのこと。8回目のときは風邪をひいており、くしゃみと鼻水、せきがありましたが、寝付きは良く、肩こりと首の痛みもだいぶ楽になっていました。

22回来院時（最終回）の自覚症状と他覚所見の変化は以下の通り。

肩こり・首の痛み→軽減するが残存

後頭部痛↓消失
腰背痛↓軽減
寝付きが悪く眠りが浅い↓よく眠れるようになった
易疲労感↓消失
せきが出る・タンがからむ・呼吸が苦しい↓せきが出なくなり呼吸が楽になった
不定愁訴指数39点↓22点、減少率43・6％（効果判定：有効）

【考察】

この症例では、33年前の出産により育児や家事で忙しくなり、心身にストレスが加わり、それが原因で肩こりと首の痛みが出現しました。また、遺伝的に呼吸器系が弱かったところに風邪が加わり、気管支ぜんそくを発症したと思われます。

さらに、強い薬に弱い体質になっていたところにステロイド剤を多用したことでぜんそく症状が悪化。自律神経機能にも変調をきたして、さまざまな不定愁訴を発症してしまったのでしょう。

統合的制御機構の活性化を目的とした鍼治療によって、不定愁訴指数が43・6％減少したことから、不定愁訴に対する効果を確認できました。ただし、主訴がまだ残っていることから、引き続き治療を継続して経過観察していくことが必要だと思われます。
なお、最終回の治療を終了した直後に退院の許可が出ていることからも、気管支ぜんそくに対しても一定の鍼治療効果を得られたと推測されます。

29歳 女性

慢性疲労症候群

〈主訴〉疲れやすい

【現病歴】

平成15年に、突然右腕に力が入らなくなったり、歩きづらくなったりする症状が出てきたため病院で受診。血流改善のための点滴等によって症状は少しずつ改善しました。
平成17年4月には就職。その翌月に、のどの痛み・微熱・だるさ・歩きづらいといった症状が起きますが、本人は風邪と判断して放置したそうです。しかし、症状は改善することなく、同年8月には体に力が入らなくなり、9月には家の中を歩くのも困難になったため休職。12月には大学病院に入院してさまざまな検査を受けますが、特に異常は見つからず、慢性疲労症候群と診断されました。

【初診時所見】

自覚症状として、全身倦怠感・体のほてり・疲労感による歩行障害のほか、慢性疲労症候群の基準となる症状として、咽頭痛（のどの痛み）・リンパ節の有痛性腫脹・筋力低下・軽い動作後に24時間続く全身倦怠感・精神症状・睡眠障害の六つの症状が見られ、疲労・倦怠感の程度を示すＰＳ（パフォーマンス・ステイタス）の数値は６（調子の良い時には軽作業が可能だが、週のうち半分以上は自宅で休息している）でした。

症状の推移を客観的に検討する目的で不定愁訴カルテを使用したところ、不定愁訴指数27点で中等症と判定。

【治療方法】

統合的制御機構の活性化を目的とした太極療法として、黒野式全身調整基本穴に30㎜18号ステンレス製ディスポ鍼を用いて単刺術を施し、刺激量は軽度としました。治療頻度は原則として週2回で設定しました。

【最終時所見】

50日間に13回の治療で最終回としました。自覚症状の変化は以下の通り。

最近は一日普通に過ごせるようになった。しんどい時もあるが、前のように動けないほどではない。明日から仕事を始めることにしている。
体がほてる↓消失
疲労感による歩行障害↓調子が悪いと出る
咽頭痛↓消失
リンパ節の有痛性腫脹↓消失
軽い動作後に24時間続く全身倦怠感↓倦怠感を覚える時もあるが動けないほどではない
精神症状↓変化なし
睡眠障害↓寝付きが悪い日が減少した
ＰＳの数値は４に減少し、復職が可能になった。

【考察】

この症例では、身体的・精神的ストレスによる疲労が少しずつ蓄積し、加えて、仕事を無理にこなすことで慢性疲労症候群を発症したと思われます。鍼治療によって疲労感をはじめとするさまざまな症状が改善したことで、復職への自信につながったのではないかと推測されます。

38歳
女性

子宮筋腫・子宮内膜症

〈主訴〉月経痛がひどい・太ももが冷える

【現病歴】

37歳ごろからトイレが近くなったため泌尿器科で受診したところ、子宮筋腫が膀胱を圧迫していたことが判明。婦人科で直径3×3センチメートルの子宮筋腫と子宮内膜症が発見され、漢方薬を処方されました。

その後、2ヵ月間無月経だったため再度婦人科を受診したところ、排卵抑制ホルモンのプロラクチンが高値になっていることが分かり、その値を下げる薬と漢方薬の服用を開始。約1年間の服用でホルモン値は正常化したものの、以前より悪化してきている月経痛と、子宮筋腫の手術を病院側から勧められていることに悩んでおり、夫の紹介で東洋医学研究所®に来院されました。

【初診時所見】

自覚症状として、強い月経痛・手足の冷え・太ももの前面が冷えてつらい・月経の出血

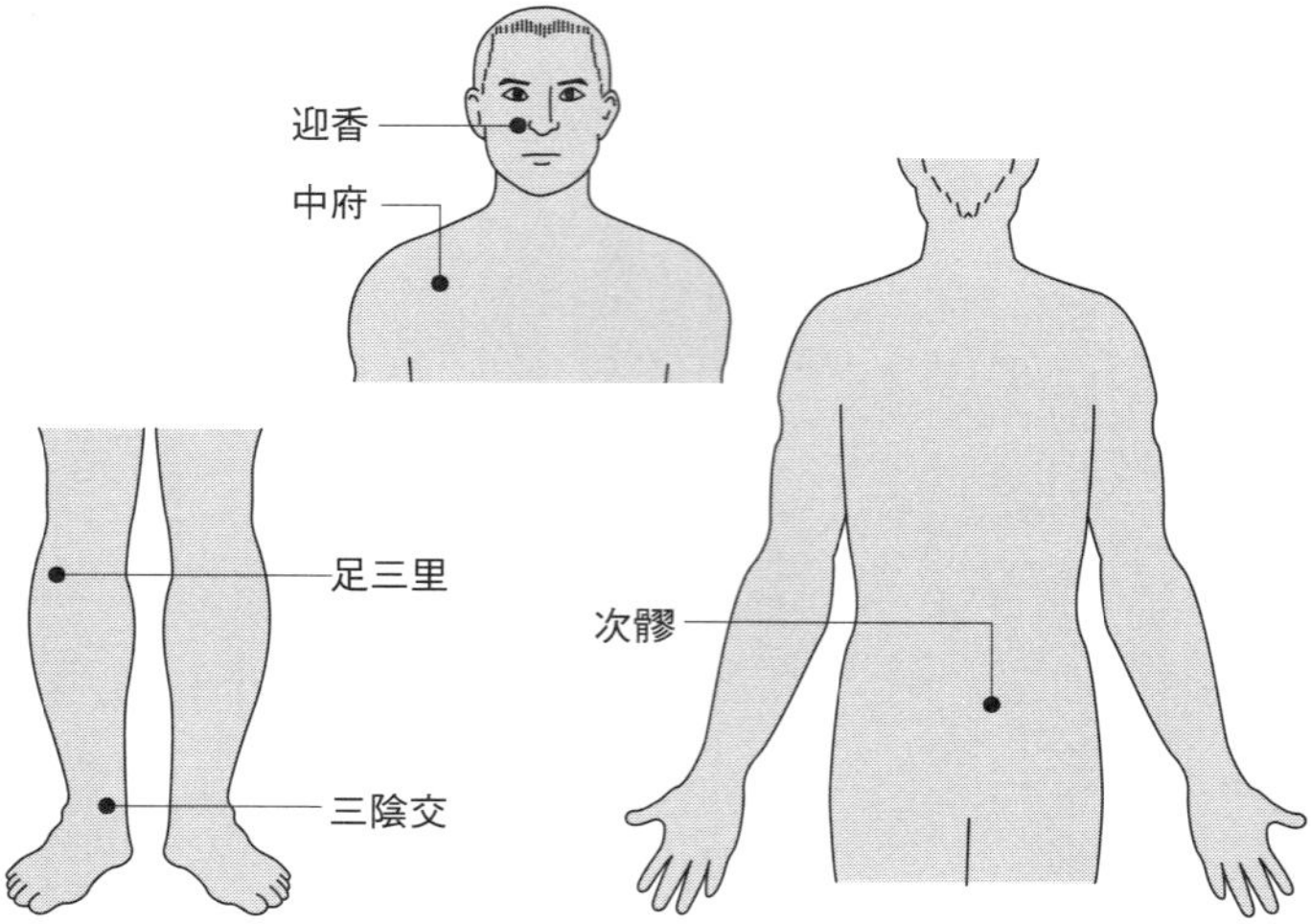

量が多く凝血塊がある・鼻炎・食の細さなど。他覚所見としては、月経困難症状質問表の点数が20点。なお、月経歴として初潮が12歳、月経周期が28日、月経日数が7日間となっていました。

【治療方法】

統合的制御機構の活性化を目的として黒野式全身調整基本穴を用いた太極療法を行いました。さらに、症状に沿った治療として、三《さん》陰交《いんこう》・次髎《じりょう》・中府《ちゅうふ》・迎香《げいこう》・足三里《あしのさんり》に30㎜18号ステンレス製ディスポ鍼を用いて単刺術を施し、刺激量は軽度としました。治療頻度は原則として週2回で設定しましたが、患者の都合により週1回となりました。

【最終時所見】

140日間に35回治療を行なった時点で最終回としました。自覚症状と他覚所見の変化は以下の通り。

強い月経痛↓苦にならない
手足・太ももの冷え↓消失
月経の出血量が多く凝血塊がある↓消失
鼻炎↓20年以上使用していた点鼻薬を使用しなくてもよくなった
月経困難症状点数20点↓4点（効果判定：有効）
子宮筋腫直径3×3センチメートル↓3×4センチメートル
子宮内膜症↓認められなくなった
本人いわく、病気に対する不安感がなくなったそうです。

【考察】

子宮筋腫と子宮内膜症を伴い、強い月経痛がある患者に対して鍼治療を施したところ、症状はほとんど苦にならない程度にまで改善しました。病院での検査では、子宮内膜症は認められなくなり、子宮筋腫も来院時と比べてほぼ変化がないため手術を受ける必要がなくなったそうです。
この症例から、器質的疾患がある続発性月経困難症に対しても、鍼治療が有効であるということが示されました。

69歳 男性

末梢性顔面神経まひ

〈主訴〉左顔面神経まひによる右側のひきつれ

【現病歴】

平成14年に入ってから強いストレスを感じるようになり、同年7月には味覚がなくなり、その後、風邪をひいたような状態が続くように。9月には左耳に水疱ができて耳を押さえると痛みを覚えるようになり、だんだんと髪の毛を触っただけでピリピリとした痛みが起きるようになりました。

次いで、10月6日には声が出なくなり顔のまひに気づきました。翌日、ご飯が飲み込めないため、病院で検査を受けたところウイルスの感染と診断。さらにその翌日には顔が曲がってしまったため大学附属病院を紹介してもらい受診。ウイルスがのどに感染したラムゼー・ハント症候群と診断され即入院となりました。

入院中、誘発筋電図の検査をしたところ、ステロイド治療前の12%が治療後には6%に悪化。症状はほとんど改善せず、医師からは「顔面のまひは治らないかもしれない。のどのまひは治らないので流動食しか食べられない」と言われたそうです。

54日間の入院中、40日間は流動食を摂取。誤嚥（誤って飲食物を気管側に飲み込んでしまうこと）についての指導を受けた後、11月末に退院しました。しかし、ステロイド治療後も依然として左顔面神経まひが残っているため、家族と親類の勧めで東洋医学研究所®に来院されました。

【初診時所見】

自覚症状として、顔面とのどの右側へのひきつり・声のかすれ・舌の左奥半分で味覚を苦く感じる・左耳鳴り（金属音）・額の左側や左耳周囲にピリピリとした痛み・ものがうまく飲み込めない・食事中に口中の食べ物が左側に寄って漏れてしまうなど。

症状の推移を客観的に検討する目的で不定愁訴カルテを使用したところ、不定愁訴指数15点で軽症。顔面神経まひの程度を評価する目的で、日本顔面神経研究会の提唱する「40点柳原法」を使用したところでは6点でした（36点以上は正常、8点以下を完全まひとす

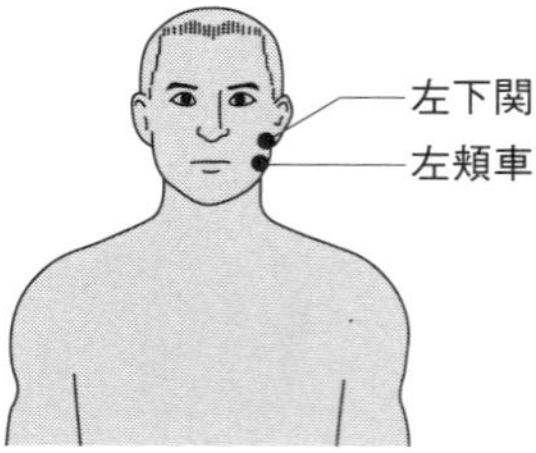

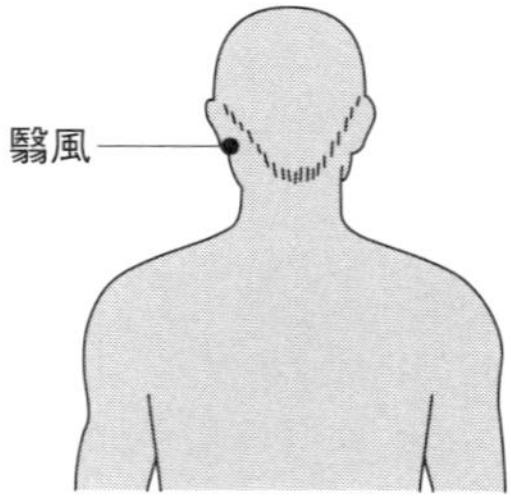

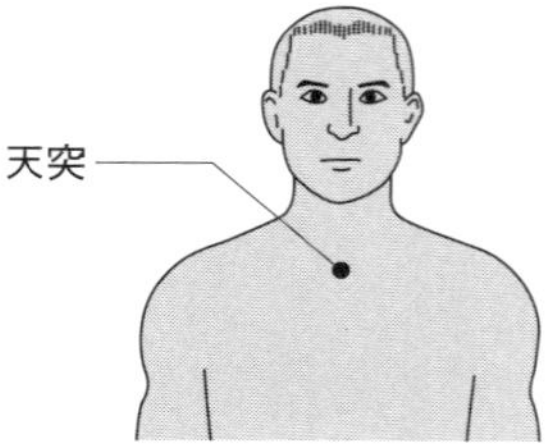

る）。

【治療方法】

統合的制御機構の活性化を目的として黒野式全身調整基本穴を用いた太極療法を行いました。さらに、顔面神経まひの症状改善のための局所療法として、左頬車《きょうしゃ》・左下関《げかん》・翳《えい》風《ふう》・天突《てんとつ》に30㎜18号ステンレス製ディスポ鍼を用いて単刺術を施しました。治療頻度は原則として毎日、刺激量は軽度としました。

【最終時所見】

１０８日間で84回治療した時点で最終回としました。自覚症状と他覚所見の変化は以下の通り。

顔面とのどの右側へのひきつり→消失

声のかすれ→改善

舌の左奥半分で味覚を苦く感じる↓苦みを感じなくなった
左耳鳴り（金属音）↓ザーザーと低い耳鳴りに変わり、音も小さくなったのでさほど気にならない
額の左側や左耳周囲にピリピリとした痛み↓額の痛みは消失、左耳周囲は触ったときに鈍痛がある程度になった
ものがうまく飲み込めない↓気をつけて食べれば問題なく、以前と同じように食事ができる
食事中に口中の食べ物が左側に寄って漏れてしまう↓歯の噛む力に口を閉じる力が伴わず、食べ物が漏れてしまうことがある
不定愁訴指数15点↓7点（22回来院時）、不定愁訴減少率53・3％（効果判定：有効）
40点柳原法6点↓36点（正常範囲）

【考察】

この症例は、ラムゼー・ハント症候群の三つの主な症状である耳鳴り・帯状疱疹・顔面神経まひのほかに、声のかすれや嚥下《えんげ》（飲み込み）障害も訴えられていることから、顔面神経だけでなく、舌咽神経や迷走神経も障害を受けていると考えられる重症例でした。

鍼治療によって血流改善と神経回復がなされたことで、顔面神経まひは正常範囲にまで回復しました。また、まひ側だけでなく、体全体に作用してさまざまな症状が改善したものと推測されます。

60歳
男性

球脊髄性筋萎縮症

〈主訴〉左腕の筋力低下・左肩甲骨から左腕にかけての痛み・手のしびれと冷感

【現病歴】

昭和60年10月、宴会中に酔って首を強く反ってしまい、かなりの痛みがあったにもかかわらず病院に行かず放置。平成元年ごろから時々、手の震えを感じるようになり、平成9年ぐらいからは肩のこり・腕の筋力低下・手の痛みとしびれを感じるようになりました。

平成11年、症状がひどくなってきたので整形外科を受診したところ、下部頸椎（首の骨）の軟骨が破損して無くなっているために神経を圧迫していると診断。「治療法は手術しかないが、成功率が低くて危険なため、車いす生活になるまで待ちましょう」と言われたそうです。平成11年から12年にかけて筋力はかなり低下しました。

その後、保存的療法（現状維持のための療法）として、鎮痛剤とビタミン剤を服用し、筋力が落ちないようにジムでのトレーニングも始めますが、筋力の低下はとどまることがなく趣味のゴルフもできなくなりました。なるべく手術はしたくないとの希望で、神経であれば鍼がいいのではないかと考えて東洋医学研究所®に来院されました。

【初診時所見】

自覚症状として、首の痛み・左腕のだるさとしびれ・天井を見たときに首が痛み手がしびれる・手の冷感があり冷えるとピリピリ痛む・ビールを注いでもらうときなど手が震える・顔の筋肉にけいれんがある（口の周り）。さらに、右腕も同様のだるさや筋力低下を感じるようになってきたそうです。

他覚所見としては、握力が右24キログラムで左14キログラム・特に左腕に筋肉の萎縮・左掌《てのひら》を触るとしびれたような感覚を訴えました。

症状の推移を客観的に検討する目的で使用した頸部症状の重症度を示す頸部神経根症治療成績判定基準は6点。不定愁訴カルテによる不定愁訴指数は12点で軽症でした。

【治療方法】

統合的制御機構の活性化を目的として黒野式全身調整基本穴を用いた太極療法を、30㎜

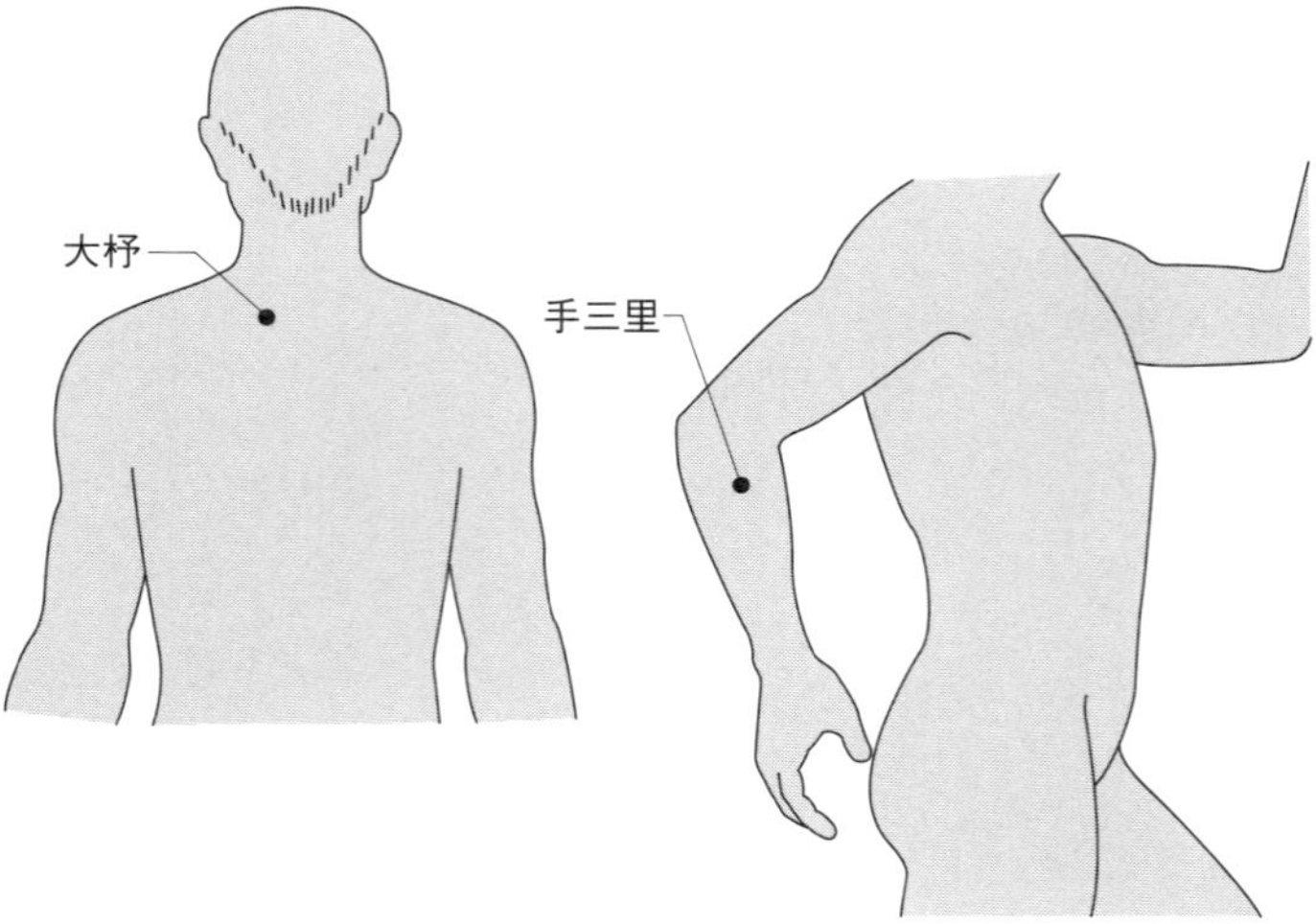

18号ステンレス製ディスポ鍼を用いた単刺術にて施しました。さらに、頸部の血流を高めて症状を改善するための局所療法として、両大杼《だいじょ》・手三里《てのさんり》に30㎜20号ステンレス鍼を用いて、5Hz・2V・5分間の低周波通電治療を行ない、刺激量は中程度としました。また、治療頻度は原則として週2回としました。

【最終時所見】

92日間に22回治療した時点で最終回としました。自覚症状と他覚所見の変化は以下の通り。

首の痛み→消失
左腕のだるさとしびれ→ほぼ消失
手の冷感があり冷えるとピリピリ痛む→ほぼ消失

ビールを注いでもらうときなど手が震える↓変化なし
顔の筋肉にけいれんがある（口の周り）↓けいれんはあるが血色が良くなってきた
腕の筋力低下・筋萎縮↓筋萎縮はあるが肌につやが出てきた
握力が右24キログラムで左14キログラム↓右25キログラムで左18・5キログラム
左掌を触るとしびれたような感覚↓消失
頸部神経根症治療成績判定基準6点↓13点、改善率：46・2％
不定愁訴指数は12点（軽症）↓12点、変化なし
なお、頸椎部（首）の血色が良くなってきたことも付け加えておきます。

【考察】

この症例では、治療の途中で病院から球脊髄性筋萎縮症との診断を受けましたが、治療の方法は特に変更しませんでした。鍼治療によって頸部神経根症状は改善され、球脊髄性筋萎縮症の進行も阻止できる可能性が示された一例であると思います。

付録①　健康チェック表

社団法人全日本鍼灸学会の研究委員会において、私が中心になって作成したのがこの「健康チェック表」です。以前は、病院の検査で異常が見あたらないのに体調が悪い……といった、いわゆる不定愁訴に分類される症状について診察の基準がなく、それらに対して鍼治療は非常に有効であるにもかかわらず、その効果の実際を測ることができませんでした。そこで、鍼治療がどれくらい症状改善の役に立っているかを客観的に見る目的で作成したのがこのチェック表です。

東洋医学研究所®ならびにそのグループ院では、初めて来院したすべての患者にこの健康チェック表を記入してもらい、通院中も定期的に記入させることで症状の改善を具体的に把握しています。つまり、健康チェック表の合計点数が下がっていくことが改善の指標となるのです。

読者の皆さんも、自分自身の体調を把握するためにこの健康チェック表を記入してみてください。また、今、受診している鍼灸院やそのほかの医療機関における治療の有効性を測る物差しとして活用してみてもいいでしょう。

ただし、これによって病気の有無を診断することはできません。不安な症状がある場合は適切な医療機関での受診をおすすめします。

【記入方法】
・症状が常にあると感じる場合は数字の「２」を記入
・症状が時々ある場合は数字の「１」を記入
・当てはまらない場合は空欄のまま

1　耳鳴りがする　(　)
2　めまいがする　(　)
3　胃の具合が悪い　(　)
4　突然、冷汗がでる　(　)
5　下痢、あるいは便秘をする　(　)
6　急に体があつくなったり、冷たくなったりする　(　)
7　吐き気があったり、吐いたりする　(　)
8　手足が冷える　(　)
9　足がだるい　(　)
10　仕事をすると疲れてぐったりする　(　)
11　息苦しくなる　(　)
12　動悸がして気になる　(　)
13　緊張すると汗をかいたりふるえたりする　(　)
14　ちょっとしたことがカンにさわって腹がたつ　(　)
15　顔が急にほてる　(　)
16　物事を急がなければならない時、頭が混乱する　(　)
17　心を一つのことに集中できない　(　)
18　いつも決心がつきかねる　(　)
19　感情を害しやすい　(　)
20　人から批判されるとすぐ心が乱れる　(　)
21　よそで食事をするのが苦になる　(　)
22　わずかなことが心配になる　(　)
23　人から神経質だと思われていることがある　(　)

24　よく考えて物事をするのではなく、いきなり思いつきでやる方である　(　)
25　頭重や頭痛がある　(　)
26　胸がおさえつけられるような感じがする　(　)
27　食欲が不振である　(　)
28　同じ仕事を長時間続けるとイライラしてくる　(　)
29　自分の健康のことが気になる　(　)
30　目が疲れる　(　)
31　性欲のおとろえを感じる　(　)
32　寝つきがわるく、眠ってもすぐ目を覚ましやすい　(　)
33　寝つきはよいが、夜中や早朝に目を覚ましやすい　(　)
34　のどがつまるような感じがある　(　)
35　朝起きたときに体がだるい、または午前中だるい　(　)
36　自分の人生がつまらなく感じる　(　)
37　物忘れをする　(　)
38　夢をよくみる　(　)
39　食事の後か空腹の時、胃が痛む　(　)
40　月経の時、体の具合がわるい（痛み・イライラ）　(　)
41　月経不順（過小・過多）　(　)
42　やせすぎ、あるいはふとりすぎが気になる　(　)
43　肩や首筋がこる　(　)
44　腰や背中が痛くなる　(　)
45　手足に痛みやシビレがある　(　)
46　朝、手がこわばる　(　)
47　朝、手足がむくむ　(　)
48　寝汗をかく　(　)
49　咳が続けて出て苦しむ　(　)
50　天候の変化で体の調子がわるい　(　)

【判定】

★記入した数字をすべて足した数で不定愁訴の重症度を判定します。

・0 ～ 5→健康。特に健康上の問題は無いようです。
・6 ～ 15 →軽症。生活習慣の見直しを考えてみましょう。
・16 ～ 30 →中等症。適切な鍼灸院や医療機関でのアドバイスを受けてみましょう。
・31 ～ 50 →重症。速やかに鍼灸院や医療機関での受診をおすすめします。
・51 ～　→何らかの疾患にかかっている可能性があります。速やかに鍼灸院や医療機関での受診をおすすめします。

★今、受けている治療の不定愁訴への有効性を知るには、治療前の症状を思い出して健康チェック表に記入し、その合計の数で現時点での合計の数を割ります。たとえば、治療前が 32 で現在が 16 であれば、16 ÷ 32 で 0.5 という数字が出てきます。このようにして導かれた数によって改善度を判定することができます。

・0.3 以下、あるいは 7 回の治療後に 0.6 以下→高い効果のある治療
・0.3 ～ 0.6、あるいは 7 回の治療後に 0.6 ～ 0.8 →有効な治療
・0.6 ～ 0.8 →比較的有効な治療
・0.8 ～ 0.9 →やや有効な治療
・0.9 以上→無効な治療

付録② 体質チェック表

38～45ページで説明した「陰陽」「虚実」によるタイプ分けによって、鍼灸医学におけるあなたの体質を知るためのチェック表です。

【記入法】
★当てはまると思うところにチェックを記入してください。

A
1 やせぎみである □
2 体が柔らかい □
3 声に力がない □
4 不眠ぎみである □
5 動悸がしやすい □
6 意気消沈し気力がでない □
7 大きい声が出しにくい □
8 食欲減退 □
9 身体は寒く、手足は冷たい □
10 行動はゆっくりである □

B
11 よく笑う □
12 声が大きい □
13 体が硬い □
14 よく眠る □
15 顔がほてる □
16 口唇が乾く □
17 活動的である □
18 多弁である □
19 食欲旺盛 □
20 手足が暖かい □

C
21 倦怠感がある □
22 めまいがする □
23 汗をよくかく □
24 立ちくらみがしやすい □
25 風邪をひきやすい □
26 動くと体がだるくなる □
27 手足がしびれやすい □
28 呼吸は弱く、息切れがする □
29 暖かいものを飲みたがる □
30 排尿の回数が多い □

D
31 喉に違和感がある □

32　大便が黒っぽい　□
33　皮膚が乾燥して荒れる　□
34　痛みの部位は固定している　□
35　針で刺すような痛みがある　□
36　痛む部位を押さえると痛みが強くなる　□
37　頭痛がする　□
38　呼吸は荒く、せきがでたり、痰がからんだりする　□
39　便に異臭がある　□
40　尿量は少なくない　□

【判定】

★A・B・C・Dそれぞれのグループごとにチェックした項目の数を数えて、以下に紹介するグラフに記入し、さらに、点と点を結びます。できあがった形と似た形のグラフが鍼灸医学におけるあなたの体質です。陰陽・虚実の考え方については38～45ページを参照してください。

さあ、診断をしてみましょう！

【診断の手順】

チェックは終わりましたか？
A、B、C、Dそれぞれのグループごとに、チェックした項目の数を数えて、以下のグラフに書き込んでください。そして、点と点を結んでみましょう。

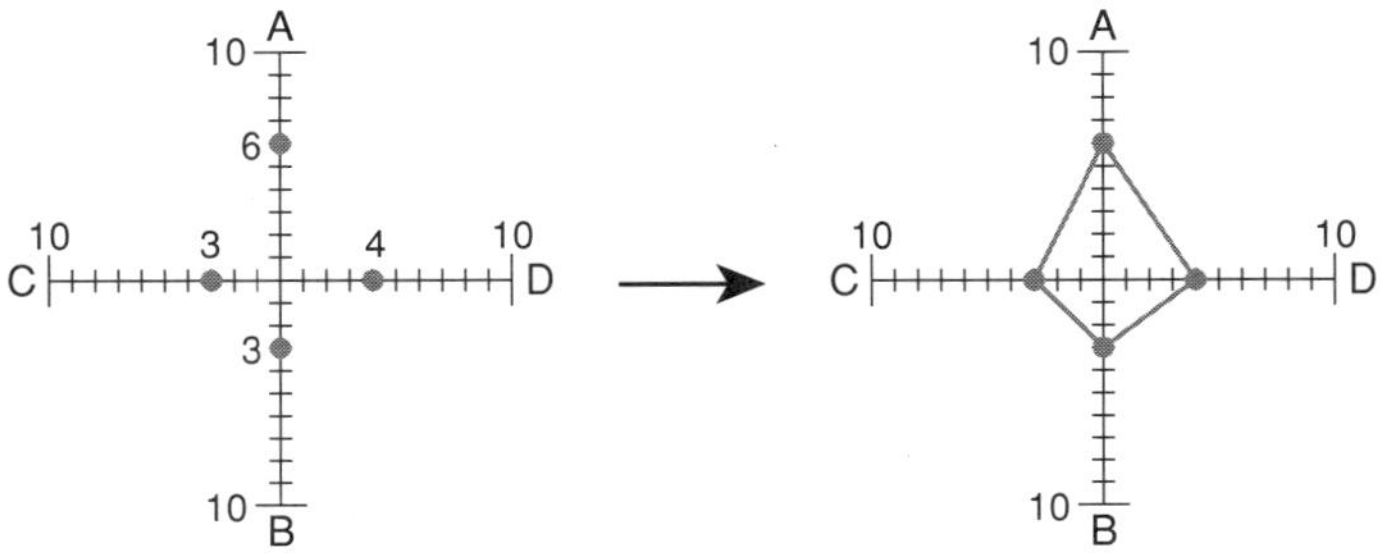

あなたの図を次ページの図と見くらべてください。
同じような形をした図があなたのタイプになります。

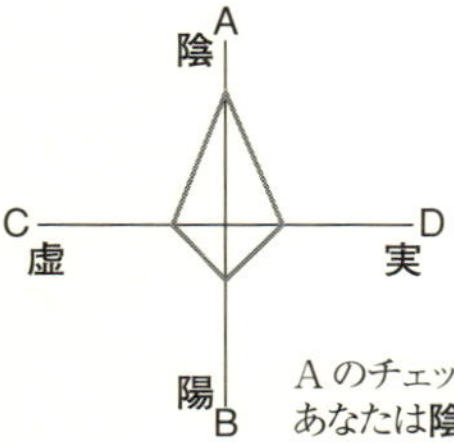

Aのチェックが最も多かった
あなたは**陰タイプ**です

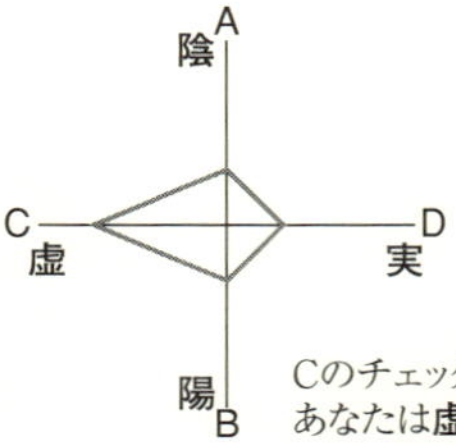

Cのチェックが最も多かった
あなたは**虚タイプ**です

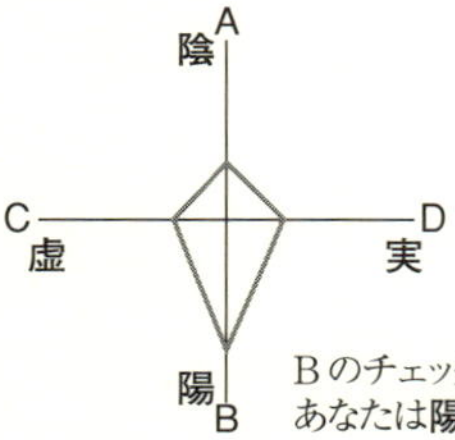

Bのチェックが最も多かった
あなたは**陽タイプ**です

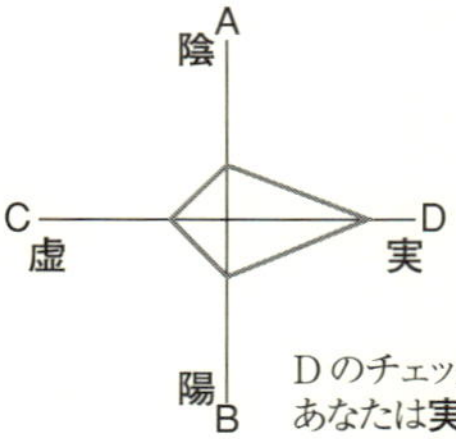

Dのチェックが最も多かった
あなたは**実タイプ**です

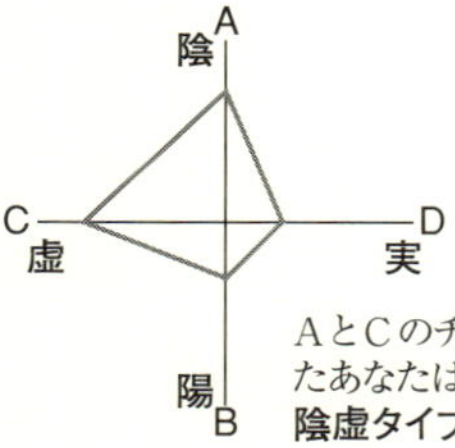

AとCのチェック数が多かったあなたは
陰虚タイプです

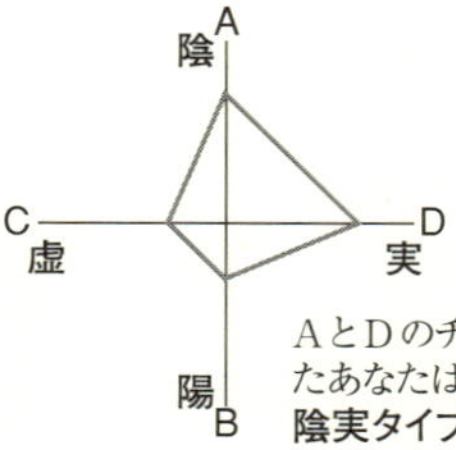

AとDのチェック数が多かったあなたは
陰実タイプです

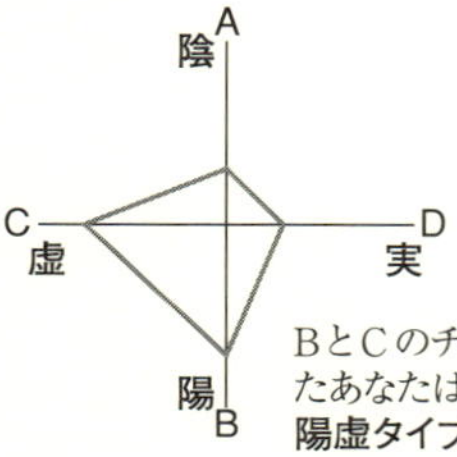

BとCのチェック数が多かったあなたは
陽虚タイプです

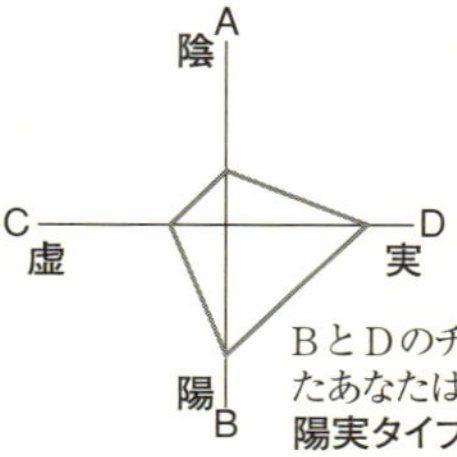

BとDのチェック数が多かったあなたは
陽実タイプです

おわりに

この本では鍼灸医学について、できるだけ平易な言葉で解説したつもりですが、実際の鍼治療は芸術といってもいいほど奥の深いものであり、その要点は簡単に言葉にできるものではありません。

そのため鍼灸学校を卒業してまもない初心者には鍼治療の真髄を理解することは大変難しく、その技能の習得にも多くの年月を必要とすることから、どうしても技術の錬磨を怠る者や、古典文献の解釈をめぐる論争に走ってしまう者が出てきます。

また、経験豊かな鍼灸師であっても、独学で学んだ者の場合は我流の域を抜けきれないために、自分の技術を他人に伝えることに困難が生じるものです。これでは、教える側は自己満足できても、教えを請う側はいつまでたっても初心者のレベルから抜け出せずに苦しむことになります。

つまり、初心者が鍼治療の真髄に早く到達するには、独学によらず系統立てて学んだ師に教えを受け、焦らずに基本をじっくりと積み重ねていくことが一番の近道ということになるでしょう。そこで、患者として鍼灸院を訪れる方は、その鍼灸師がどのような師について学んできたのかを聞いてみることをおすすめします（私は、故高木健太郎名古屋大学医学部生理学教授に師事し、昭和35年9月より平成元年までの30年間教えを受けました）。

鍼治療は一般の方からすると「神秘的で摩訶不思議な効果」を発揮するように見えますが、その背景には2500年間の経験の蓄積と、鍼灸師個々人のたゆまざる技術・技能の錬磨の努力があるということを覚えておいてください。

ただし、真に良き鍼灸師となるには技術だけでは十分ではありません。鍼治療を行なうには、東洋の自然思想と東洋哲学の考え方に基づく人間性の豊かさが要求されるのです。

そのような人間性を養うには次の三つの要素が必要だと私は考えます。

1　自然を尊び、人と自然を一つのものとしてとらえ、命の崇高さを理解できる精神、ある種の宗教的感性を養うこと。

2　人間学（情意学）を学び、人生経験に基づく人生哲学を持つと同時に、実証医学としての鍼灸医学の研究や、心と体を総合的にとらえていく全人的診療を行なうことのできる自然科学哲学者であること。

3　患者の気持ちを受け入れ、病気・生活・家族・社会活動・家庭の経済に至るまで、患者に適切な指導ができる心理学者であること。

どうでしょうか。非常に高いハードルに思われるかもしれませんが、この三点を習得できたときに初めて複雑多岐にわたる鍼治療の真髄を理解し、その技術や技能も容易に習得できて、高度な鍼治療を行なうことができるものと考えます。

加えて、新しい発見を見逃さないアンテナを常に張りめぐらせ、鍼灸医学の研究に取り組み続ける姿勢を維持しつつ近代西洋医学の先端的知識を取り入れて応用していけば、治療効果はさらに高まることでしょう。

この本で紹介した鍼灸医学の実証医学的研究の成果が、高度な鍼治療を志す鍼灸師にヒントや励ましを与え、一般の読者には鍼灸医学の真価を伝えるものとなれば、それに勝る喜びはありません。

著者

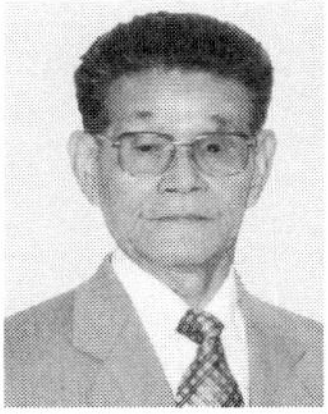

著者略歴

黒野保三（くろの　やすぞう）

昭和5年9月4日　名古屋市熱田区西町白鳥に生まれる。
昭和35年9月　名古屋大学生理学教授高木健太郎先生に師事。
昭和42年9月　東洋医学研究所®を開設し所長に就任、現在に至る。
昭和44年8月　中医師免許取得。
昭和48年5月　名古屋大学医学部生理学教室にて鍼による反側発汗の研究。
昭和51年4月　名古屋市立大学医学部第一解剖学教室研究員となり、鍼治療の基礎的研究活動を始める（薬物肝障害、糖尿病、腎炎、癌、老化）。
昭和51年5月　鍼刺激による免疫の研究を開始(以後8年連続学会発表)。
昭和52年4月　明治鍼灸短期大学非常勤講師。
昭和52年5月　東洋医学研究財団設立に尽力・理事就任、現在に至る。
昭和54年8月　東洋医学研究財団附属鍼灸院設立に尽力・院長就任。
昭和55年4月　（社）全日本鍼灸学会設立に尽力・常任理事就任。
平成5年4月　名古屋市立大学医学部第一生理学教室研究員となり現在に至る。
財団法人愛知県糖尿病リウマチ痛風財団評議員就任、現在に至る。
平成6年4月　(社)全日本鍼灸学会愛知地方会名誉会長就任、現在に至る。
平成6年6月　(社)全日本鍼灸学会副会長就任。
平成8年6月　(社)全日本鍼灸学会参与就任、現在に至る。
現在、鍼灸医学の普及・発展のために、臨床のみならず研究・講演などで活躍している。著書に、『鍼灸医学概論〈改訂増補〉』『臨床鍼灸医学』（いずれもエフエー出版）などがある。

●東洋医学研究所®
〒464―0848　名古屋市千種区春岡2―23―10
TEL：052(751)9144　　FAX：052(751)8689
URL：http://www.touyouigaku.org

長生《ながい》き健康《けんこう》「鍼《はり》」

2008年2月28日　初版第1刷
2021年12月10日　第2刷

著　者 ―――――― 黒野保三《くろのやすぞう》
発行者 ―――――― 松島一樹
発行所 ―――――― 現代書林
〒162-0053　東京都新宿区原町3-61　桂ビル
TEL／代表　03(3205)8384
振替00140-7-42905
http://www.gendaishorin.co.jp/
カバーデザイン ―――― 吉﨑広明

印刷・製本：広研印刷(株)
乱丁・落丁本はお取り替えいたします。

定価はカバーに
表示してあります。

ISBN978-4-7745-1105-4 C0047